OCULISTA

編集企画にあたって…

斜視診療は一般眼科診療と比べて，診察，診断，治療に特殊な部分が多く，苦手意識を持っている方は少なくないでしょう．さらに斜視は小児が対象のことが多いため，小児に対する苦手意識があると，その診察はますます困難になります．斜視を理解するためには，外眼筋を含めた眼窩内の解剖学的な異常だけでなく，両眼視機能といった中枢での認知に対しても理解が必要です．このように両眼視機能異常や複視を評価し，記録するためには特殊な用語もあり，その概念をしっかり理解する必要があります．患者は小児とは限らず，外傷，甲状腺眼症，脳血管障害などのために複視を伴う斜視が後天的に発症します．特に複視を伴う斜視に対しては適切な治療がされるかどうかで患者の QOL は大きく異なります．背景疾患の鑑別から保存的治療，観血的治療と眼科医が関与すべきことが多くあります．最近では，複視はなくても大角度の斜視があると，社会生活上で多くの不利益を被ることから，成人の斜視に対する積極的な手術治療が行われるようになりました．

本特集号は，斜視の診察方法，診断の手順，治療方法の考えかたについて，幅広い疾患を網羅しています．小児の斜視の診察方法，両眼視機能の検査方法，眼位検査，画像検査といった斜視診療の基本に始まり，間欠性外斜視と調節性内斜視といった最も頻度の高い疾患を重点的に取り上げました．さらに，成人でしばしばみられる斜視として，外傷，甲状腺眼症，麻痺性斜視を取り上げました．特に画像診断は斜視の診断技術のなかでは比較的進歩の速い部分であること，また眼科医でなくては判断できかねる部分であることから，アップデートな内容となっています．いずれの稿も，現在，その分野の第一線で活躍している専門家に診療のコツをうかがってもいますから，皆様の診療の大きな助けになるのではないでしょうか．

2015 年 3 月

佐藤美保

KEY WORDS INDEX

和 文

欧 文

WRITERS FILE

（50 音順）

大野　明子（おおの　あきこ）

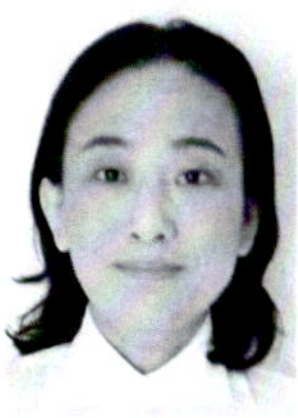

1994年　東京医科歯科大学卒業
同大学医学部附属病院，研修医
1996年　取手協同病院眼科
1998年　東京都立荏原病院眼科
2001年　横浜栄共済病院眼科，医長
2003年　東京医科歯科大学医学部附属病院眼科，助教
2013年　東京都立多摩総合医療センター眼科，医長

佐藤　美保（さとう　みほ）

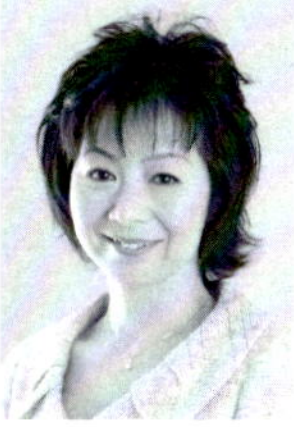

1986年　名古屋大学卒業
1993年　同大学眼科，助手
1993～95年　米国 Indiana 大学小児眼科斜視部門留学
1997年　名古屋大学眼科，講師
2002年　浜松医科大学眼科，助教授（准教授）
2011年　同大学医学部病院，教授

根岸　貴志（ねぎし　たかし）

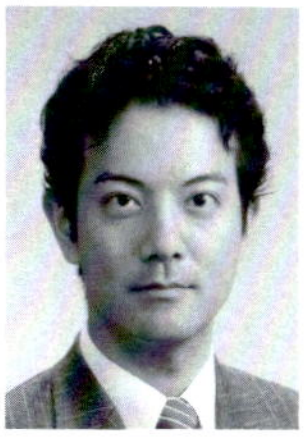

2001年　信州大学卒業
順天堂大学眼科
2005年　埼玉県立小児医療センター眼科
2008年　浜松医科大学眼科
2011年　Indiana 大学（米），Great Ormond Street Hospital（英），Singapore National Eye Centre（シンガポール），臨床留学
順天堂大学眼科，助教
2014年　同，准教授

柿原　寛子（かきはら　ひろこ）

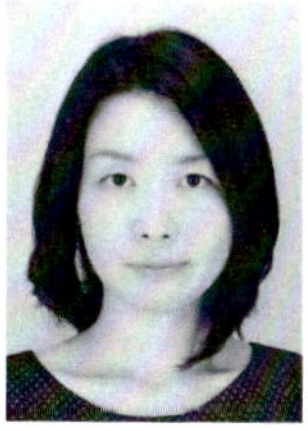

2001年　名古屋大学卒業
国立名古屋病院（現，名古屋医療センター），研修医
2003年　名古屋大学眼科入局
2004年　あいち小児保健医療総合センター眼科
2007年　豊橋市民病院眼科
2010年　あいち小児保健医療総合センター眼科
2013年　同，医長（現職）

四宮　加容（しのみや　かよ）

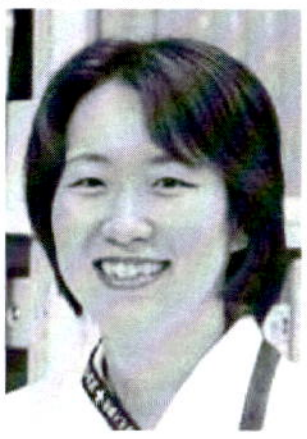

1995年　愛媛大学卒業
徳島大学眼科入局
1997年　徳島県立中央病院眼科
1999年　徳島大学附属病院眼科，助手
2007年　同大学眼科，講師

春石　和子（はるいし　かずこ）

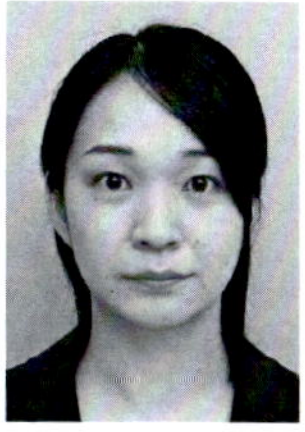

2003年　川崎医療福祉大学卒業
川崎医科大学附属病院眼科勤務
2010年　同，副主任視能訓練士
2012年　同，主任視能訓練士

木村亜紀子（きむら　あきこ）

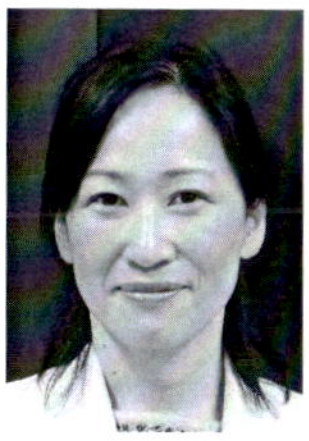

1994年　兵庫医科大学卒業
同大学眼科入局
1997年　同大学病院眼科，医員
1999年　同大学大学院医学研究科入学
2003年　同，修了（博士号取得）
同大学眼科，助手
2006年　同，学内講師
2008年　同，講師
2013年　同，准教授

清水有紀子（しみず　ゆきこ）

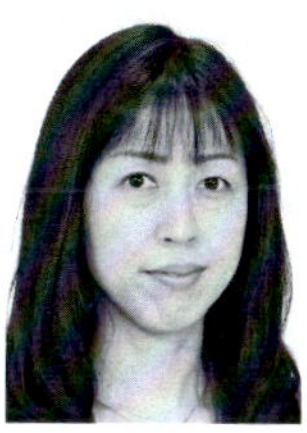

1999年　大阪市立大学卒業
京都府立医科大学眼科，研修医
2001年　京都市立病院眼科
2004年　康生会武田病院眼科
2011年　三栄会ツカザキ病院眼科

東山　智明（ひがしやま　ともあき）

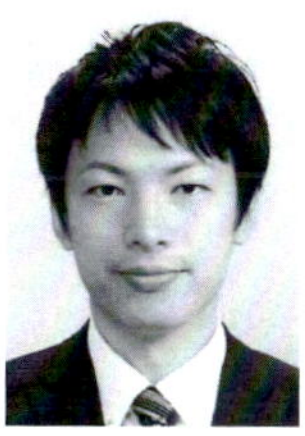

2006年　滋賀医科大学卒業
公立甲賀病院，初期研修医
2008年　滋賀医科大学眼科
2010年　公立甲賀病院眼科
2012年　滋賀医科大学眼科，助教

佐伯　美和（さえき　みわ）

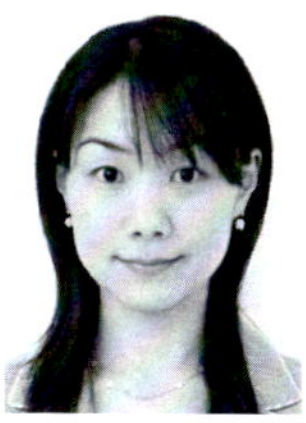

2005年　浜松医科大学卒業
富士宮市立病院，初期臨床研修医
2007年　浜松医科大学眼科入局
同，医員
2009年　磐田市立総合病院眼科
2011年　浜松医科大学眼科，助教

西村　香澄（にしむら　かすみ）

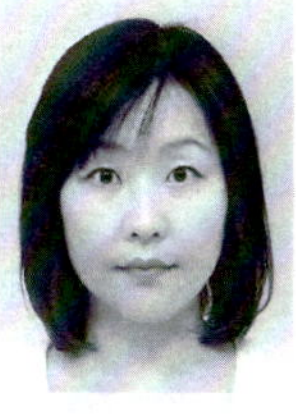

1998年　浜松医科大学卒業
同大学眼科入局
1999年　協立湖西総合病院眼科
2001年　成田記念病院眼科
2004年　浜松医科大学眼科
2005年　静岡県立こども病院，副医長
2006年　聖隷浜松病院，医長
2014年　上野眼科

三木　淳司（みき　あつし）

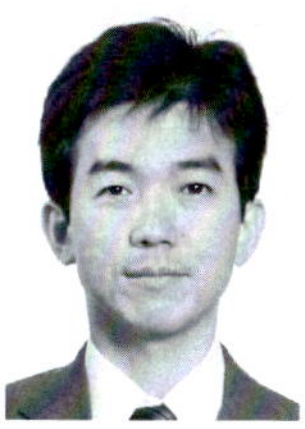

1992年　新潟大学卒業
同大学眼科入局
1998年　同大学大学院修了
1998～2001年　米国 Pennsylvania 大学留学
2001年　長岡赤十字病院眼科
2005年　新潟大学医歯学総合病院眼科，病院助手
2007年　同，助教
2010年　川崎医科大学眼科学，教授
2012年　同大学眼科学 1，教授

斜視診療のコツ

編集企画／浜松医科大学病院教授　佐藤　美保

Monthly Book
OCULISTA
編集主幹／村上 晶　高橋 浩

CONTENTS

No.25/2015. 4◆目次

「OCULISTA」とはイタリア語で眼科医を意味します．

オクリスタ 特集案内

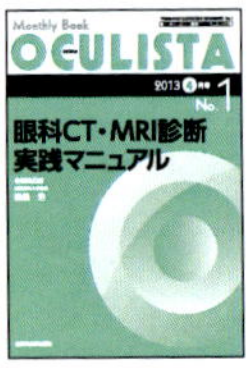

No. 1 「眼科 CT・MRI 診断実践マニュアル」

編集企画／後藤　浩（東京医科大学教授）

ISBN：978-4-86519-001-4 C3047　B5 判　88 ページ　定価 3,000 円＋税

目　次

No. 2 「こう活かそう！　OCT」

編集企画／飯田　知弘（東京女子医科大学教授）

ISBN：978-4-86519-002-1 C3047　B5 判　90 ページ　定価 3,000 円＋税

目　次

No. 3 「光凝固療法 実践マニュアル」

編集企画／小椋祐一郎（名古屋市立大学教授）
加藤　聡（東京大学准教授）

ISBN：978-4-86519-003-8 C3047　B5 判　104 ページ　定価 3,000 円＋税

目　次

MB OCULI. No. 25：1－6, 2015

◎特集／斜視診療のコツ

小児患者の斜視診療

OCULISTA

根岸貴志*

Key Words： 小児眼科(pediatric ophthalmology)，斜視(strabismus)，弱視(amblyopia)

Abstract： 斜視は先天性の場合が多く，斜視診療では小児患者の割合が高い．小児の斜視診療は成人の場合と異なり，自覚所見がとれず，家族歴が重要で，年齢と発達によって検査の信頼性と再現性が変化する．融像域が広く，視力や両眼視機能の発達に関して感受性期間が存在するのが特徴である．診察に当たっては，視標となる玩具に集中している間に，明室で嫌がらない検査から順に手早く行う．緊急性疾患をスクリーニングして，必要な場合には鎮静下などで検査する．小児患者での検査の工夫と評価については，視力・屈折・眼圧・前眼部・眼底・眼位・立体視検査それぞれを解説する．

はじめに

斜視の多くは小児期からみられる先天性のものであり，斜視外来では必然的に小児患者の割合が高くなる．小児患者の診療は成人の斜視診療とは異なる点が多い．年齢と発達，検査の信頼性とその評価，診察への協力，保護者のアドヒアランスなど，患児それぞれに応じたケアが必要である．本稿では小児患者の斜視診察の際に注意すべき点を列記する．

小児と成人の斜視診療の違い

小児患者の診察で難しい点は，行うことのできる検査とその結果の信頼性，再現性が年齢や発達によって異なるという点である．そのため，正常な発達を念頭に置いておく必要がある．正常な精神発達は，1歳で1語文，2歳で2語文，3歳で3語文といわれる．コミュニケーションがとれるようになるのは3歳からで，1歳～2歳後半までは人見知りが強く，指示も通らない．視力検査が可能になるのは3歳半からで，眼位検査にも年齢によって工夫が必要である．検査ごとの詳細については後述する．

1．自覚的所見

小児患者では主訴の問診を保護者に行うことになり，自覚的所見は得られないか，または信頼度が低い．しかしながら，保護者による観察は非常に要点を突いていることが多く，見過ごすことはできない．どんなに交代遮閉を繰り返しても斜視が誘発できない患児の普段の写真を見せてもらうと，明らかに外斜視であるケースは珍しくない．黒目の色がおかしいというのでよく観察すると，わずかな角膜上皮細胞の浮腫がみられて眼圧の変化をきたしていることもある．本人や保護者の訴えを鵜呑みにしないことも必要だが，十分留意することが大切である．

2．家族歴

小児の斜視診療では，成人に比べて家族歴が重要となる．斜視の遺伝的浸透率はそれほど高くないが，家系内に斜視が存在する場合，遺伝性疾患による続発性斜視も念頭に置く必要がある．例えば家族性滲出性硝子体網膜症や先天白内障による視力発達の左右差から，非優位眼に斜視を呈する場合も存在する．

* Takashi NEGISHI，〒113-8421 東京都文京区本郷2-1-1 順天堂大学医学部眼科，准教授

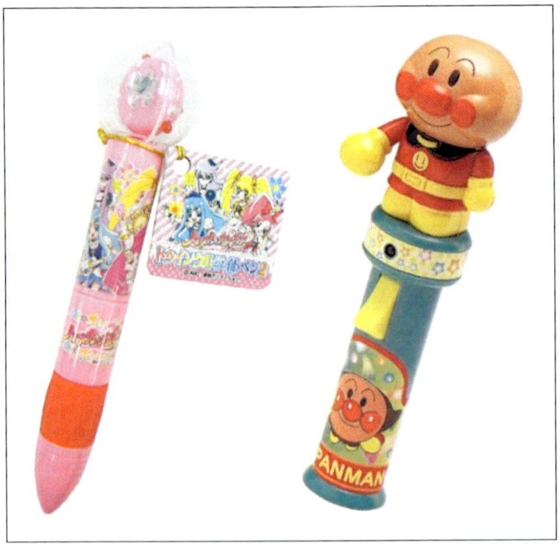

図 1．視標：過剰な調節を促さない大きさの固視目標

3．融像域

成人発症の斜視では，融像域が極端に狭く，すぐに複視を訴えるケースが多いが，小児の斜視では融像域が大きく，代償が可能であるため，複視の自覚に乏しい．融像域以内に手術結果を収めることが比較的容易で，術後の複視を極端に恐れる必要がない．

4．感受性期間

小児の斜視では，視力および両眼視機能の発達に関する感受性期間を考慮する必要がある．視力の感受性期間は比較的長く，7～8 歳までに弱視治療を行うことで正常視力が得られることが多いが，立体視は 2 歳までに良好な眼位が得られないと，その後いかに眼位を矯正しても立体視ができる可能性は非常に低い．特に乳児内斜視では早期治療が望ましいとされ，できる限り診断と治療を急ぐことが求められる．

小児患者の斜視診療で気をつけること

特に 3 歳までの患児では，泣かさないように注意することが，信頼性・再現性の良好な検査結果につながる．

1．診察室の工夫

キャラクターを用いた視標を壁に貼り，ぬいぐるみを用意するなど，患児を怯えさせないようにする．白衣を脱ぎ，マスクを外すことも工夫の一つである．看護師も白衣の上にエプロンを着ると親しまれやすい．それでも泣いてしまったときには，泣き声が漏れないような診察室が望ましい．

2．検査器具の工夫

手持ち細隙灯顕微鏡や手持ちオートレフラクトメーターには，キャラクターのシールなどを貼っておく．近見の注視目標として，過度に調節を促さない大きさの玩具を用意するとよい．動く・光・音が出るものだと反応がよい．筆者は図 1 のような視標を好んで用いている．

3．診察のための準備

特に 3 歳未満の初診では診察室に入室した瞬間に泣き出してしまう場合があるため，入室時の一瞬の外眼や顔貌を見逃さないように注意する．そのためには問診票をよく読んでおき，主訴をしっかり把握してから診察室に呼び込むことが重要である．なお，診察室は呼び込む前に明るくしておく．診察器具や視標をすべて揃えておき，スムーズな診察ができるよう準備しておく．

4．診察の場所

0 歳では保護者に抱きかかえてもらった状態や，ベビーカーに寝かせた状態で診察する．1～2 歳では保護者の膝の上で診察することが多いが，保護者と向き合わせで膝に座っているときはおとなしくても，膝の上で反対に座らせようとすると泣き出すことも多い．その場合には，保護者の膝に横座りしてもらう．どうしても診察室に入ると泣いてしまう場合には，待合室や視力検査室などで行うが，その場合にはプライバシーへの配慮も必要である．3 歳以上では，できるだけ一人で診察椅子に座ってもらうようにしている．

5．診察を始める前に

3 歳以上では，診察の前に本人とよく話をするとよい．「お名前は言えますか？」「何歳ですか？」などの簡単な質問に答えられると自信がつくため，その後の診察がスムーズになる．筆者はあまり幼児言葉で話しかけず，対等に扱うことで，本人の自尊心を大切にしている．急に近づいたり，突然光を当てると怯えることから，1～2 歳でも診察行為を事前に説明するとよい．手持ち細隙灯顕微鏡は本人の手などにあてて覗く行為を見せ，痛くないことを確認させてから行う．診察室に慣れるまでの数分は本人に近づかずに保護者と話をして，余裕を持たせるとよい．

6．診察の順番

5歳にもなれば，点眼やアプラネーショントノメーターを除いて，ほぼ成人と同様に診察ができるが，1〜3歳では診察の順番に留意する．できるだけ弱い光から強い光へ，遠くからできる検査から，近くでしかできない検査へ，痛くない検査から痛い検査へ行っていくことが必要である．ただし本人の集中力が切れてしまうと検査の信頼度が落ちる．必要と思われる検査の順番を患児ごとに即時に判断することが大切である．1〜2歳では，スキアスコープ→眼球運動検査→手持ち細隙灯顕微鏡→倒像鏡→手持ち屈折検査の順番を基本に，適宜順番を変える．

7．安定した検査結果を得るために

高い集中度を維持した状態で検査することが，安定した検査結果につながる．視標を取り替えてみたり，玩具を与えたりと飽きさせない．また，あまりに集中度が低くなってしまった場合には，一度休憩を挟むこともコツの一つである．

8．小児の嫌がる診察行為

小児の嫌がる診察行為は，年齢に従って少なくなってくるが，特に2歳までの患児は特異度も高く，嫌がる行為を覚えておくとよい(表1)．頭部や前額部を触る行為は非常に嫌がる．頬部を触る行為は比較的嫌がられにくい．どうしても首の固定が必要な場合は，保護者に後ろ向きに座ってもらい，保護者の肩に本人の首が乗るように抱きかかえ，後ろから頭を支えるように保持してもらうと容易に固定できる．この方法では比較的嫌がられにくい．

9．緊急性疾患のスクリーニング

小児の斜視診療では，先天白内障，発達緑内障，網膜芽細胞腫などの重篤な眼科疾患や頭蓋内疾患などを除くと，緊急で行うべき検査は少ない．スクリーニングとしてこれらを除外しておき，ゆっくり精査を行う．当日どうしても必要な検査以外は，本人の状態を見極めて日をあらためる決断も大切である．

表 1． 小児の嫌がる診察行為

頭を触る	6か月〜1歳半
光を当てる	1歳〜2歳
眼前にものをかざす	6か月〜2歳
近づく	1歳〜2歳
手足を押さえる	6か月〜2歳半

10．どうしても泣いてしまう場合

そのまま無理に押さえつけて診察ができるのは0歳までで，1歳以降では心的外傷となりうるので行わない．1歳以降では，必要に応じて鎮静を行う．外来で使用可能な薬剤としては，トリクロホスホナトリウムシロップや，抱水クロラール座薬が代表的である．これらの薬剤を用いる場合には，自然睡眠が誘発されやすいよう遅寝早起きで来院してもらう．また呼吸抑制に十分注意し，帰宅後の観察も指導する．啼泣下もしくは鎮静下で施行できる検査には，眼底検査やB-mode，眼底写真などがある．いずれも斜視診療という面では副次的な役割となるが，前述の緊急性疾患が疑われる場合はためらわずに行う．

11．診察が終わったあと

通院が今回で終わりになることは少ない．常に次回につながるような診察を心がける．今回痛い体験をすると，次回は通院を嫌がるかもしれない．反対に，今回の通院が楽しい体験に終われば，次回の検査や診察にモチベーションとなる．検査ができたら「上手にできたね」と声をかけ，「次も上手にやろうね」と次回につなげることを忘れない．終了時にはシールや塗り絵などをあげると喜ばれる．

12．その他の留意点

家庭環境の多様化もあり，おとうさん・おかあさんといった代名詞を避けるようにしている．父親と来院した子どもに「おかあさんは？」と聞いてはならない．一人で診察室に入ってきた子どもには，「おうちの人も呼んできて」などと呼びかける工夫をすると，万一の場合の余計なトラブルを避けることができる．

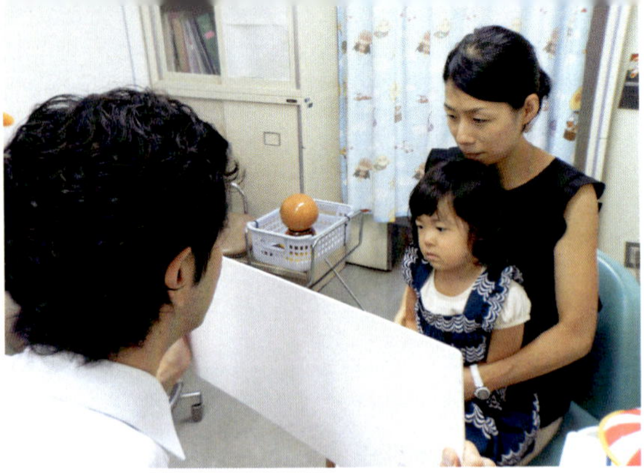

図 2. Teller Acuity Cards
患児の視線から視力を測定する.

小児の斜視検査

小児の検査は年齢や発達によってできるものとできないものがあり，また結果が出たとしても年齢や発達によって信頼度が異なるため，解釈に注意を要する．両眼視検査や眼位検査に関しては後稿に詳述されるが，ここでは小児の検査を行ううえでの注意と，解釈の注意について詳述する．

1．視力検査

ランドルト環による視力検査が信頼できるのは，3歳半以降である．小児の視力は年齢にしたがって発達し，3歳で成人並みとなるが，3歳未満での評価は難しい．3歳未満では，preferential looking 法を用いる．Teller Acuity Cards（図 2）は診察室で簡便に行うことができるが，検者側にも技術が必要である．2歳未満では視線を判断するが，2歳以降では縞を指さすように指示できることがある．最初から片眼の検査を行うと遮閉を嫌がるため，両眼開放で検査を始めるとよい．想定される視力を念頭に置いて検査を間引き，飽きさせないように注意することが重要である．遠方視力に関しても，5 m では注意散漫となってしまうため，2.5 m で行うこともある．ランドルト環が難しい場合は絵視標を用いるが，検査が簡便な分だけ過大評価してしまうことがあるため留意する．異なる検査法間で有意差がないとされているが，数値を同等に評価できないため，用いた検査法，視標，距離を明記しておくことが必要である．

2．屈折検査

小児は非常に調節力が強く，コントロールが難しいため，調節麻痺薬を用いない屈折検査は参考値程度にしかならない．特にオートレフラクトメーターでは，近接性の調節が影響する．調節麻痺薬としては，硫酸アトロピン，シクロペントラート塩酸塩，トロピカミド（＋フェニレフリン塩酸塩）があるが，トロピカミドの調節麻痺作用は非常に小さく，正確な評価のためには硫酸アトロピンで屈折検査を行う必要がある．検査法としては，据え置き型オートレフラクトメーター，手持ちオートレフラクトメーター，検影法がある．オートレフラクトメーターでは乱視が過大評価されることがある．特に検者が指で開瞼した場合には留意が必要である．手持ちオートレフラクトメーターでは乱視軸がずれやすいため，検査中の頭位と角度に注意する．検影法は検者に修練が必要であるが，調節が入りにくく検査が簡便であるため，特にスクリーニングに向いている．

内斜視のある小児では，調節を残さないように眼鏡処方する．特に5歳未満の内斜視では硫酸アトロピン点眼下の屈折値をそのまま利用して眼鏡処方しないと，内斜視が残存する．外斜視では調節性輻湊を利用した眼位コントロールを行うために，1 D を限度に近視側に眼鏡処方する．

3．Red reflex test

検影法として行うことが多いが，red reflex test 単独でも，斜視検査に有用である．両眼同時に行う場合は Brückner test と呼ばれ，反射による屈折異常のスクリーニングに用いられるが，その際 red reflex の中の角膜反射の非対称性を観察することで，Hirschberg test よりも鋭敏な斜視検査として用いることができる（図 3）．反射自体の明るさに左右差がある場合，中間透光体混濁や，網膜の異常構造が強く疑われるが，斜視でも反射の左右差が出現する．外斜視では周辺網膜の色素が薄いため，内斜視では視神経乳頭の色調を反映するため，斜視眼からの反射が明るくなる．ただし，不同視を伴う場合には屈折異常が強いほうで反射が暗くなることに留意する．

4．細隙灯顕微鏡

小児の場合，手持ち細隙灯顕微鏡を用いることが多い．据え置き型で検査できるのは4歳以上だが，椅子の高さが足りない場合が多い．保護者の膝に乗せて検査するか，座布団を用意する．正座や立ち膝をさせてもいいが，腰が曲がっていると不安定になるので，椅子の位置と診察台の高さをしっかり調整する．頭部は額当てから離れないように，保護者や介助者に後頭部を軽く押さえてもらう．診察の際は，瞳孔領に光を入れると嫌がるので，虹彩面と結膜の観察を先に行い，最後に水晶体を観察する．十分な観察時間が得られないことが多いため，素早い診察が必要である．手持ち細隙灯顕微鏡の場合，患児の頭に支えを置くと嫌がるため，頬部に支えを置くなど工夫する．玩具などの視標を固視させると嫌がらずに観察が可能である．

斜視患者でも，前眼部・中間透光体に混濁があって二次的に廃用性斜視となっていることもあるため，前眼部の診察は必要である．

5．眼底検査

1～2歳では，レンズを眼前にかざすことを極端に嫌がる．玩具などの視標を固視させている間に素早く観察することが重要である．周辺部の網膜の観察も小児では難しい．診察室の壁にも視標となるキャラクターなどを貼っておくと観察が容易である．できるだけ光量を落として診察する．

網膜構造の変化や，眼球の回旋異常が斜視を引き起こしていることもあり，斜視患者でも散瞳後の眼底検査を行う．ただし十分なスクリーニングで大きな異常がみられないと判断すれば，初診時に嫌な印象を残してまで散瞳検査をせず，次回の受診時にあらためて行うこともある．

6．眼圧検査

小児患者では成人と異なり，眼圧検査をルーチンに行うことは少ない．ノンコンタクトトノメーターは1回のみであれば可能であるが，2回目は絶対に嫌がるため，小学生以上でないと困難である．最近ではiCare®の登場により，小児の眼圧検査が格段に楽になった．iCare®では角膜に直角に当たっていないと正確な検査値が得られない．玩具などの視標に注意を向けている間に行う．額当ては用いなくても十分検査が可能である．

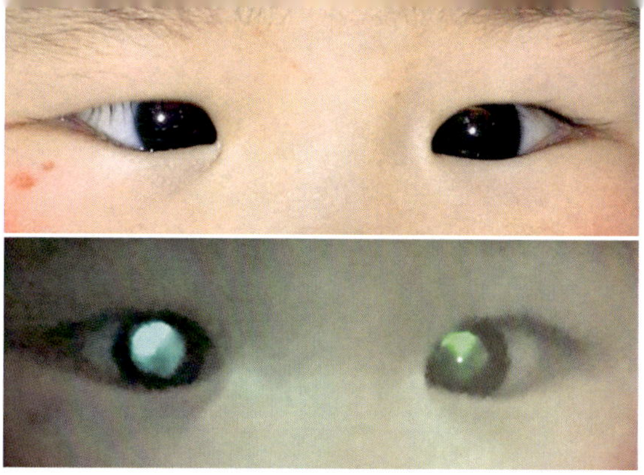

図 3. Hirschberg test と Brückner test
Hirschberg test（上）では角膜反射を確認し，Brückner test（下）では，red reflex とその中の角膜反射を確認する．

7．眼位検査・両眼視機能検査

眼位検査には，角膜反射を用いる方法，プリズムや大型弱視鏡を用いる検査法がある．2歳未満では角膜反射を用いる Hirschberg test や，前述の Brückner test を用いる．これらは比較的定性的な検査であり，術前の定量には向かない．また，注視目標が光視標であるため，調節のコントロールが難しい．しかしながら最も嫌がられにくい検査であり，習熟により定量検査と同等の結果も得られるようになる．定量検査で最も信頼できるのは全斜視角を測定できる交代プリズム遮閉試験である．3歳以上では問題なく施行できるが，検査中に顎下げ・顎上げや，顔の傾きが起きてくると，検査の再現性が落ちるため留意する．3歳未満で交代プリズム遮閉試験を行うときには，眼前のプリズムバーを嫌がることが多いため，ブロックプリズムを用いるなど工夫する．遮閉試験では，検者は左手に視標，右手に遮眼子を把持すればよいが，交代プリズム遮閉試験では，視標を持つ手が足りない．保護者の膝に座らせ，視標を保護者に保持してもらうとよい（図4）．視標を付けたメガネを装用したり，玩具を口に加えるなどの工夫をしている検者もいる．

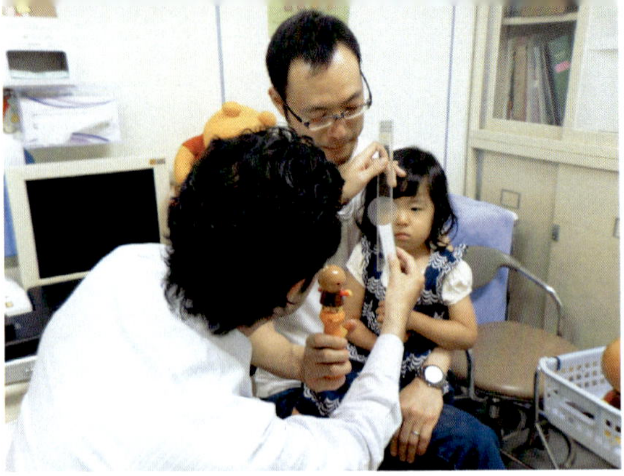

図 4. 交代プリズム遮閉試験
保護者に固視標を保持してもらい，斜視角を測定する．

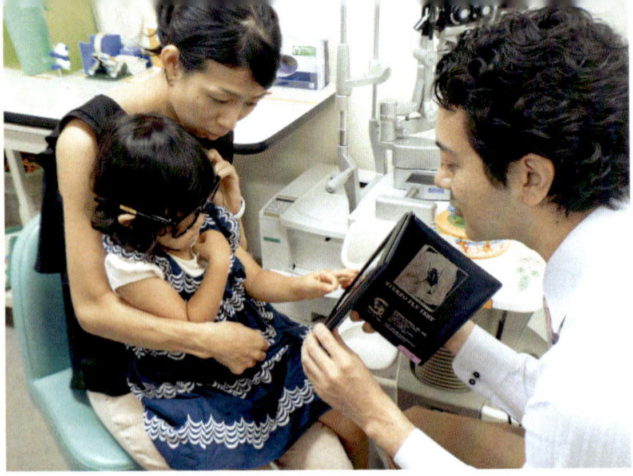

図 5. Titmus Stereo Test
ハエの羽をつかむように指示する．

大型弱視鏡は視標に集中しやすい．そのため習熟した視能訓練士にとっては，交代プリズム遮閉試験に比べ検査が容易という意見もある．ただし患児の集中力を維持するために，複雑な手順をスムーズに切り換えていく必要がある．遠見眼位を測定する検査ではあるが，近接性輻湊のために外斜視が過小評価されることがある．交代プリズム遮閉試験と比較しながら検査値を評価する．

8．立体視検査

若年者での立体視の評価は信頼性が低く非常に困難である．Titmus Stereo Test に代表される静的近見立体視検査でも，十分な信頼度が得られるのは就学以降で，術前評価として用いるのには注意が必要である（図 5）．両眼分離には縦と横の偏光レンズを用いているため，顔が傾いてしまうと両眼分離が正しく行われず，正確な立体視が得られない．顔が傾いた場合には，検査板も同じ角度に傾けることが重要である．

まとめ

小児の斜視診療には，成人の斜視診療の技術に加えて，年齢や発達に応じて注意すべき点が多い．成人の斜視で十分な経験を積んだ後に，小児の特徴をおさえながら診療に当たることが望ましい．

文　献

1）Taylor D, Hoyt CS：Pediatric ophthalmology and strabismus, 4th ed, Elsevier Saunders, UK, 2013.
2）Wright KW, Strube YN：Pediatric ophthalmology and strabismus, 3rd ed, Oxford University Press, USA, 2012.
3）樋田哲夫：眼科プラクティス 20 小児眼科診療，文光堂，2008.

MB OCULI. No. 25：7－15, 2015

◎特集／斜視診療のコツ

両眼視機能検査

OCULISTA

柿原寛子*

Key Words： 同時視(simultaneous perception)，融像(fusion)，抑制(suppression)，立体視(stereopsis)，正常網膜対応(normal retinal correspondence；NRC)，網膜対応異常(anomalous retinal correspondence；ARC)

Abstract：斜視診療における両眼視機能検査について，日ごろよく使用する検査法を中心に，原理と検査の概要を述べる．なかでも，Bagolini 線条レンズ試験・Titmus Stereo Test は，写真を用いて検査時のポイントを具体的に記載する．また，実際の症例における検査結果の解釈について実践的な解説を試みる．両眼視機能検査を診断・治療にどのように用いるか，当科での一例を提示させていただく．

はじめに

両眼視機能検査は眼科的知識として理解しようとすると，難しく感じることがある．しかし，実際の診療では，両眼視機能検査を楽しいと感じ，積極的に検査に協力してくれる小児の患者は多い．本稿では写真・図を用い，なるべく具体的な説明を心がけたが，ぜひ実際の検査器具を手に取りながら読んでいただけたら幸いである．

両眼視機能と検査の原理

両眼視とは，左右の眼を同時に開けて物を見ているときに，それぞれの眼に入った映像が，脳で1つのものとして見える機能のことを言う．両眼視を，左右の映像を同時に見る能力「同時視」・感覚的に1つのものとして統合して見る能力「融像」・立体的に感じて見る能力「立体視」の3つに分けて考える．

実際の検査では，左右眼をなんらかの手段で分離して異なる映像を見させて，どのような見え方かを答えさせる．それによって，脳がどの程度まで，2つの眼から入った別々の情報を1つのものとしてとらえることができるかを調べる．

左右眼の分離の方法は，偏光眼鏡・赤緑フィルター・鏡筒・Bagolini 線条レンズ・回折格子などさまざまである．

一般的に，分離の方法が日常視からかけ離れたものほど，網膜異常対応が出やすい．網膜対応の検査は，術後の両眼視機能を予測するために大切な検査ではあるが，真の異常対応は実際には稀であるともいわれている．従って，実際の臨床では，なるべく日常視に近い条件の検査法を選択することが多い．

1．同時視・抑制

両眼で同時に物を見ることを「同時視」と言う．同時視ができていない状態を「抑制」と言う．検査では，左右眼にそれぞれ別の像を見せ，重ね合わせて見えるかどうかを問う．大型弱視鏡・Bagolini 線条レンズ試験・Worth4 灯試験では，左右眼に入った異なる映像を同時に見ているかを調べることで，同時視の有無(抑制の有無)を調べることができる．

2．融　像

正常者は，左右のそれぞれの眼に投影された，似たような映像を，1つの像となるように重ねよ

* Hiroko KAKIHARA，〒474-8710 大府市森岡町尾坂田 1-2　あいち小児保健医療総合センター眼科，医長

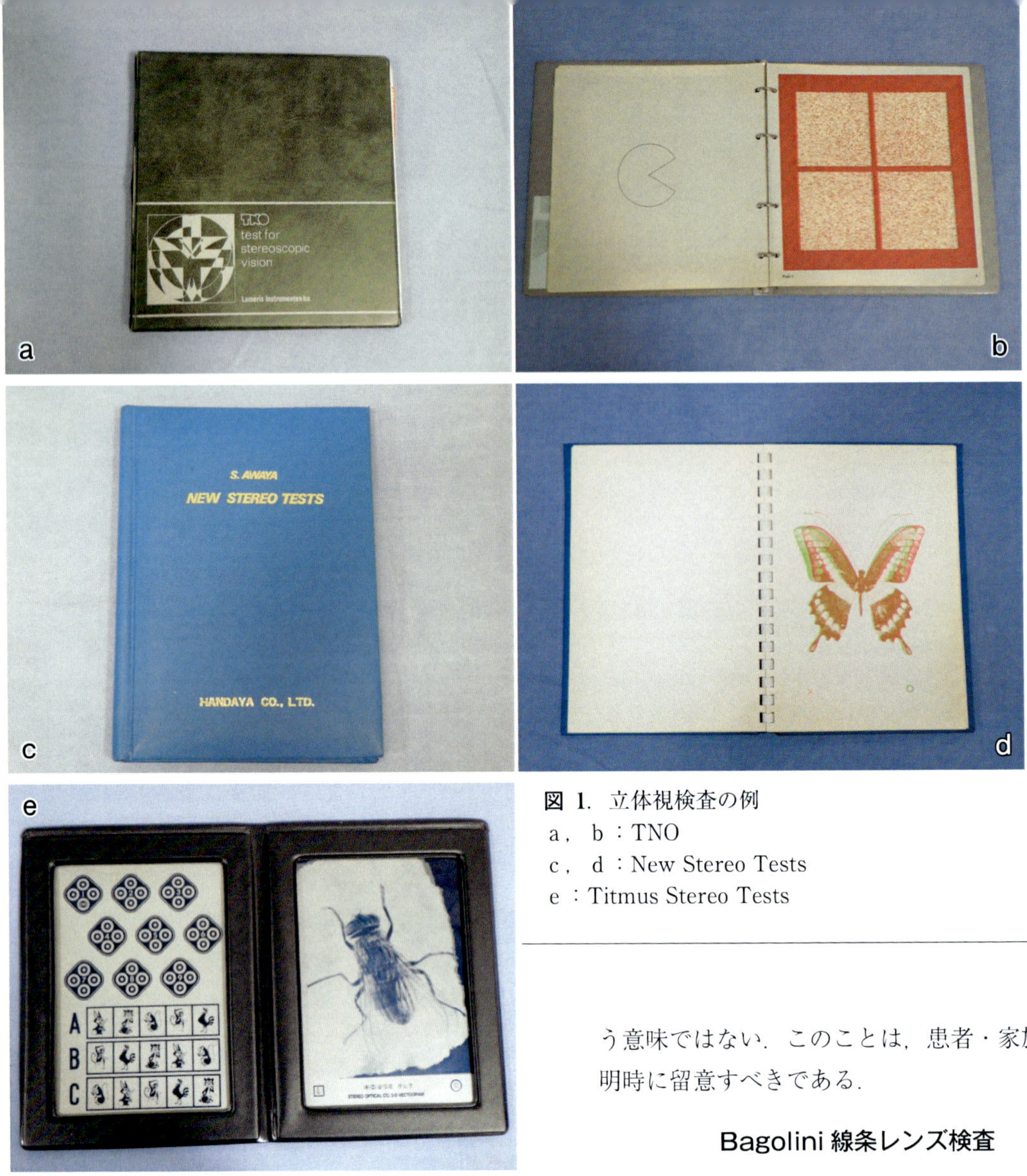

図 1. 立体視検査の例
a，b：TNO
c，d：New Stereo Tests
e：Titmus Stereo Tests

うとする．これを融像と言う．

融像には感覚性融像と運動性融像がある．感覚性融像を，同時視と区別することは実際的には困難である．運動性融像は，大型弱視鏡で融像幅として測定できる．

3．立体視

両眼視機能のなかで，最も高度な機能である．左右眼の分離方法・絵標の種類・計測立体視差の程度など，後述する検査法以外にも種々の検査器具が市販されている(図 1)．

眼科で行う狭義の立体視検査は，あくまでも既定の条件下での検査である．狭義の立体視検査結果が陰性であっても，日常視で立体感がないという意味ではない．このことは，患者・家族への説明時に留意すべきである．

Bagolini 線条レンズ検査

抑制・網膜対応・融像の検査である．日常視に最も近い状態で検査できる．

Bagolini 線条レンズ(図 2)を装用して光源を見ると，レンズの線と直角方向に 1 本の光のすじが光源から出ているように見える(図 3)．線条レンズには左右眼，各々 45°・135° と直行する方向に線が入っており，正常者が両眼で光源を見たときは，図 3-d のように光源を中心にバツ印の光のすじが見える．光源を置く位置を変えれば，近見 30 cm でも遠見 5 m でも，検査可能である．

見え方と検査時の眼位から表 1 のように判定する．まず，線が 2 本か 1 本かで抑制の有無を判定する．線が見えない(見えるが薄い・周辺部分しか見えない)ほうの眼は抑制がかかっている．線が 2

本あり，光源が2つあるときは，同時視をしているが融像できておらず，複視があることを示唆する．

Bagolini 線条レンズ試験は，プリズムで眼位を補正して検査することで術後の両眼視機能を推測できるため，術前検査としても有用である．

短所としては，光源と線条光の見え方を答えさせるため，低年齢では正確な返答が難しい．あらかじめ，想定される見え方のパターンをいくつか図示しておき，そのなかから選ばせるとよい(図4)．

類似の検査法に Star light test がある．これは，光源を縦または横3つ(または3×3の9つ)に増やし，Bagolini 線条レンズを装用して行う．通常の Bagolini 線条レンズ試験では評価できない周辺視野での抑制・融像を調べることができる検査法である．

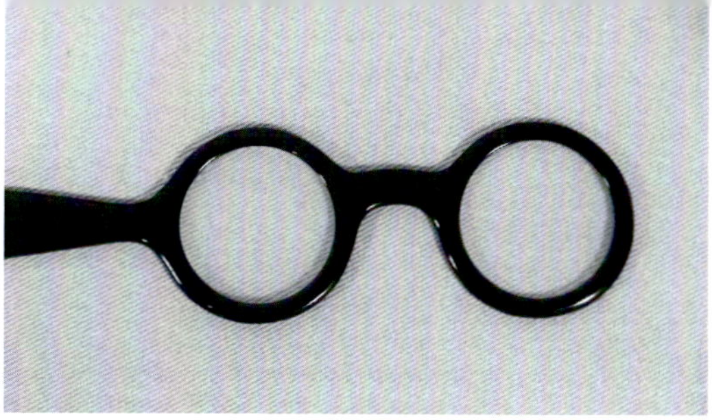

図 2. Bagolini 線条レンズ

Worth 4 灯器検査

抑制・網膜対応・融像の検査である．左右眼を赤緑ガラスで分離して行うため，検査条件が自然視からかけ離れている．

赤と緑は補色関係にあるため，赤レンズ越しに緑色光は黒く見え，緑レンズ越しに赤色光は黒く見えることを利用した検査である．

白色光1個・赤色光1個・緑色光2個の計4灯

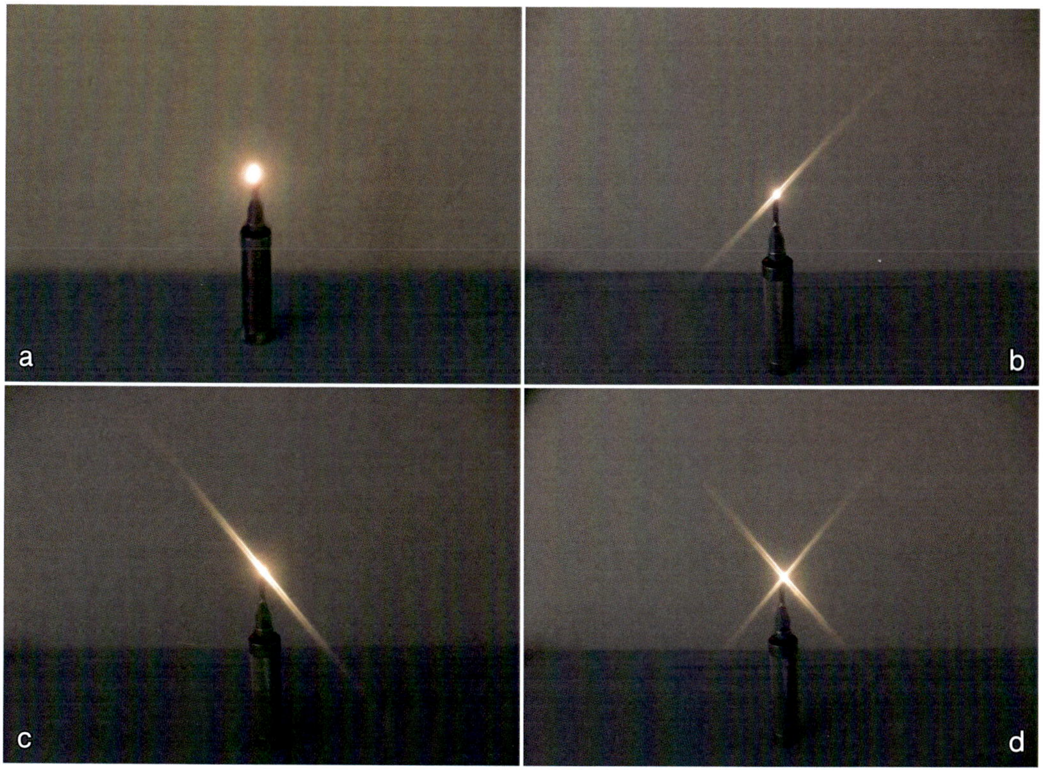

図 3. Bagolini 線条レンズ検査

a：光源の1例
b：レンズを通して右眼で見たとき
c：レンズを通して左眼で見たとき
d：レンズを通して両眼で見たとき，正常者ではこのようなバツ印に見える．

表 1.

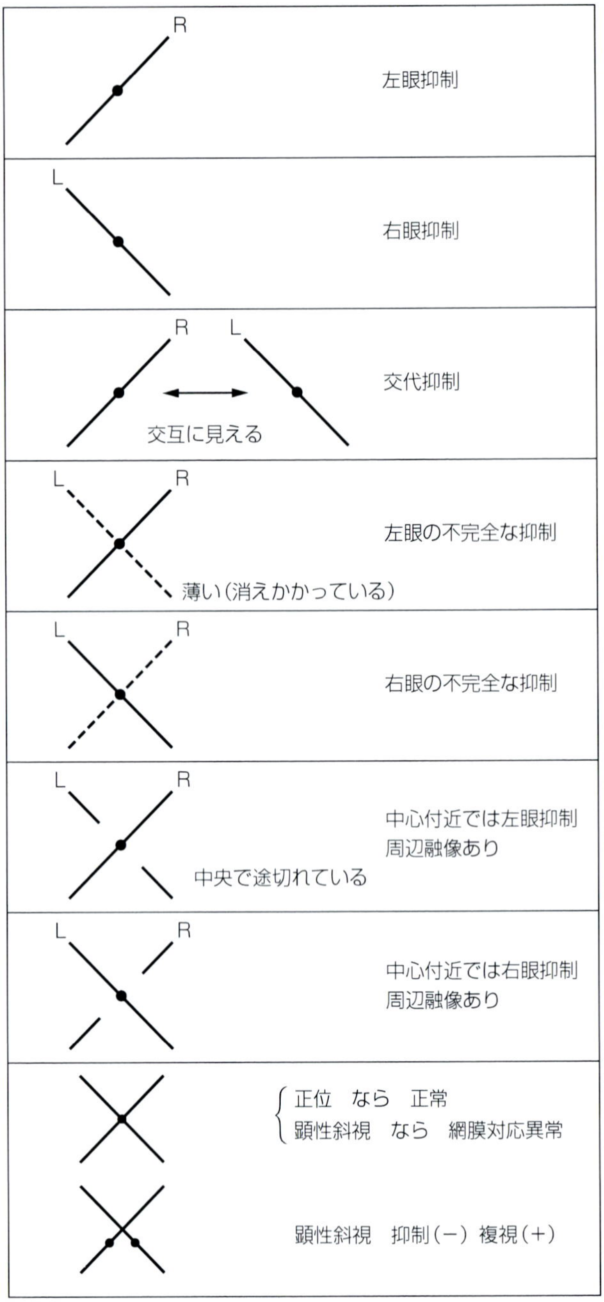
R
左眼抑制
L
右眼抑制
R L
交代抑制
交互に見える
L R
左眼の不完全な抑制
薄い(消えかかっている)
L R
右眼の不完全な抑制
L R
中心付近では左眼抑制
周辺融像あり
中央で途切れている
L R
中心付近では右眼抑制
周辺融像あり
正位 なら 正常
顕性斜視 なら 網膜対応異常
顕性斜視 抑制(−) 複視(+)

を，赤緑眼鏡を装用して見る(図 5)．右眼に赤レンズ・左眼に緑レンズを装用した場合，それぞれの眼では図 6 のように見える．左右眼で共通の視標は，正常者では赤緑混合光(白または黄色，あるいは赤くなったり緑になったり)として見える．4 灯は，正常者では，黄色または白 1 個・赤色光 1 個・緑色光 2 個の 4 個が見える．

両眼での見える視標の数を尋ね，視標の見え方と

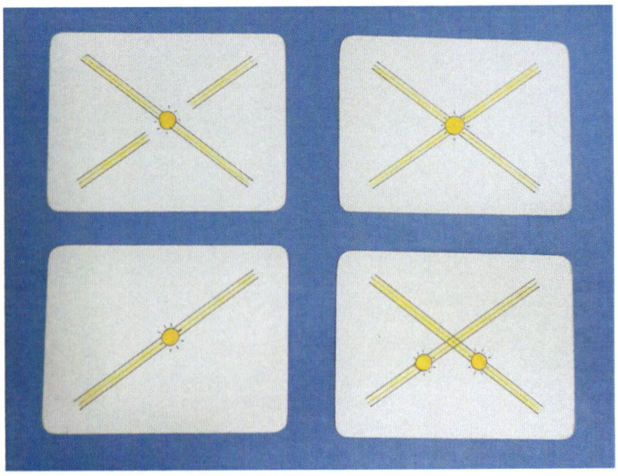

図 4. 検査時の工夫
代表的なパターンをカードに図示しておき，見え方に一致するものを答えてもらう．
光源がいくつ見えるか(1 つか 2 つか)，線が何本見えるか(1 本か 2 本か 4 本か)，途切れている線・消えそうな線はあるかなどを尋ねる．

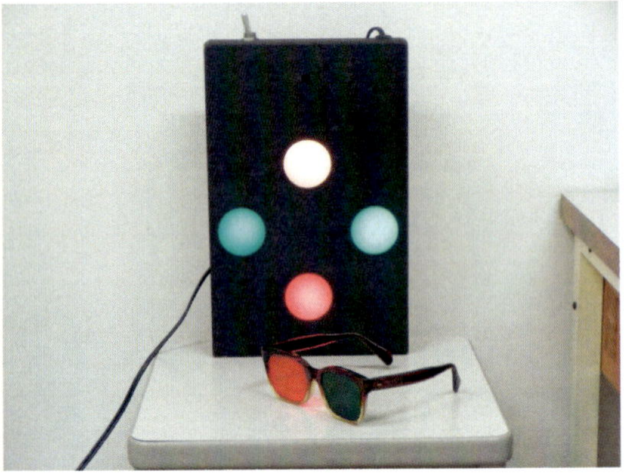

図 5. Worth 4 灯試験装置

検査時眼位から，抑制の有無・網膜対応を判定する．

検査距離は 30 cm と 5 m で行う．そのほか，検査距離によって抑制の有無が異なる場合，抑制暗点の広がりを推測することができる．

4 つの円形の視標の代わりに，人形・象・円を視標にしたベレンス 3 灯試験(図 7)も類似の検査法である．ベレンス 3 灯試験の長所は，小児でも返答しやすい点である．

Two pencil 法・輪通し法

いずれも，実用立体視の検査である．定量性はないが，自然視の状態で，近距離の立体視の有無を簡便に評価できる点が長所である．検査内容が平易であり，2 歳程度の幼児でも取り組みやすい

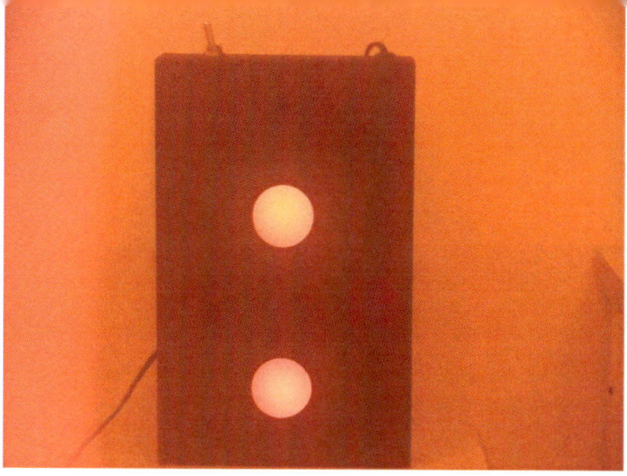

a：赤レンズを装用した眼での見え方

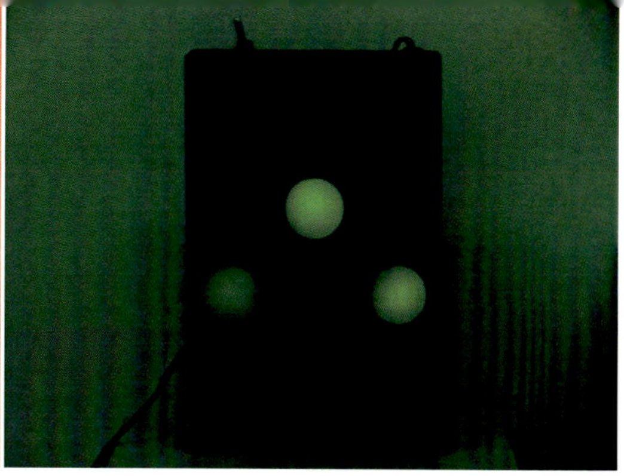

b：緑レンズを装用した眼での見え方

図 6. 左右眼それぞれの見え方

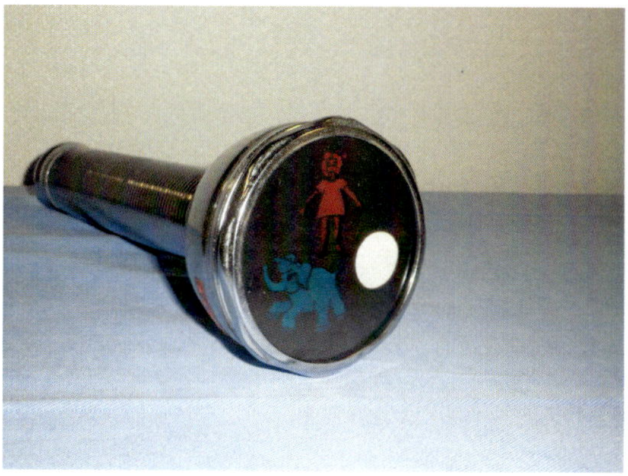

図 7. ベレンス 3 灯試験装置
視標は，円・人形・象であり，数が正確に数えられないような幼児では，Worth 4 灯試験よりも答えやすい．

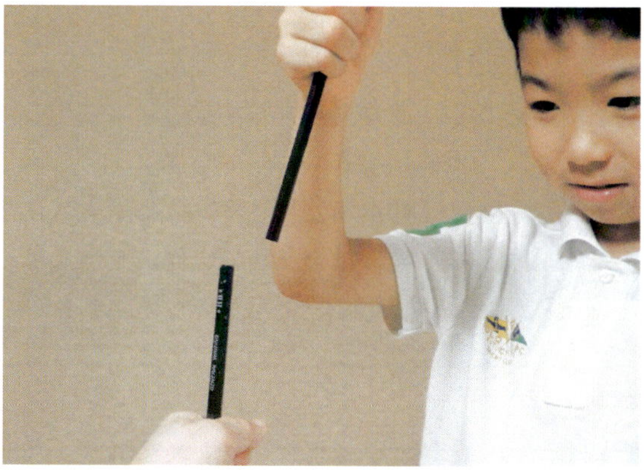

図 8. Two pencil 法

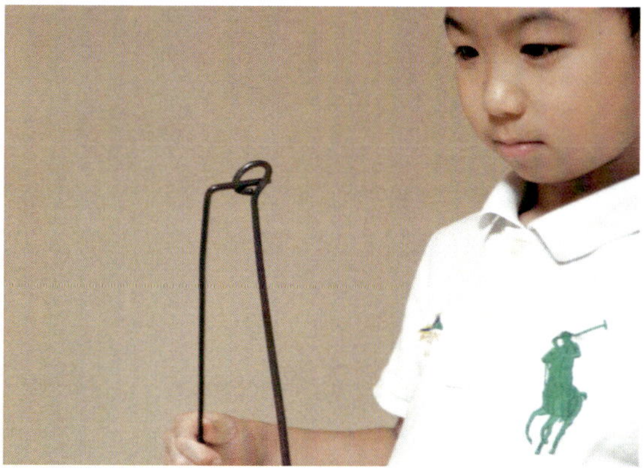

図 9. 輪通し法

のが長所である．

Two pencil 法では，患者に鉛筆を持たせ，その先端を，検査員が持っている鉛筆の先に垂直につなぐよう指示する(図 8)．距離感を正しくつかめるか観察する．両眼開放の場合・片眼遮閉の場合を比較する．両眼開放下で鉛筆をつなぐことができ，片眼遮閉下よりもスムーズであれば立体視があると判定できる．

輪通し法も類似の検査法である．針金で作った直径 2 cm 程度の小さな輪を検査員が保持し，患者には別の針金を持たせる．輪の中に針金の先端を通すように指示し，うまく通すことができるかどうかを観察する(図 9)．判定は two pencil 法と同様である．

便利な検査法でスクリーニングに適しているが，練習することで単眼視でも成功してしまう可能性があり，他の検査法に比べて厳密さに欠ける．

Lang Stereo Test

幼児向けの定量的立体視検査である．円柱回折格子を用いて左右眼を分離するため，検査眼鏡は不要である．

検査プレートの表面は細い半円柱レンズであり，その下に猫・車などがランダムドットで交差

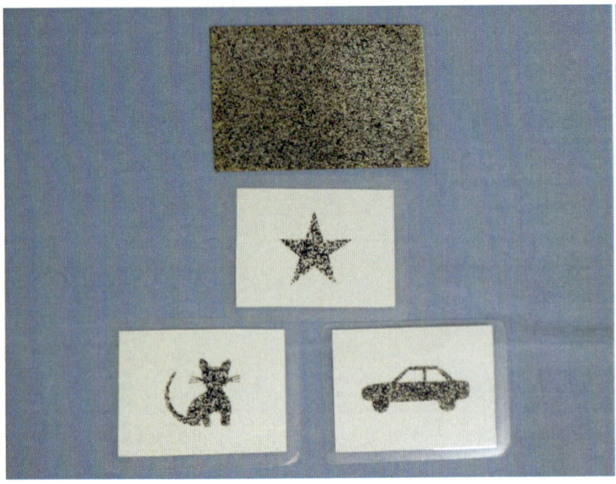

a ：Lang Ⅰ

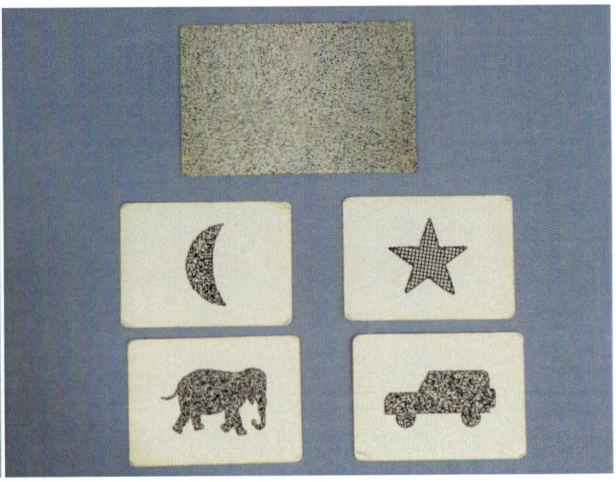

b ：Lang Ⅱ

図 10. Lang Stereo Tests

性の視差がついた状態で描かれている．40 cm の検査距離で，正面に検査プレートを提示すると，絵がプレートから浮き出て見える．

なお，プレートを傾けたり斜めにしたりして見ると，視標部分の模様がずれて見え，単眼視の状態でも隠れている絵がおよそ分かってしまう．検査時は必ず正面にプレートを提示するよう注意する．

Lang Stereo Test Ⅱは従来の Lang Stereo Test Ⅰの改良版である．改良点は，定量性が向上したこと，単眼でも認知できる視標が含まれたこと，の 2 点である．すなわち，Lang Ⅰの計測立体視差は 1200～550 秒であるのに対し，Lang Ⅱでは 600～200 秒と，より小さい視差が計測できる．また，単眼でも認識可能な「星」の視標は，立体視がない子どもでも識別できる(図 10)．

Titmus Stereo Test(図 1-e)

広く普及している近見立体視検査法である．偏光フィルターを利用して左右眼を分離し，交差性視差をつけた図形・絵が，融像により浮き出て見える．偏光眼鏡が装用でき，飛び出ているという概念が理解できれば，およそ 3 歳くらいから検査は可能である．

偏光眼鏡を通して右眼で見たとき・左眼で見たときを示す(図 11)．視標には交差性の視差がついていることが分かる．正常では，このズレが融像され，飛び出して見える．視差の大きなものは大きく飛び出して見え，小さなものは小さく飛び出して見える．

検査距離は 40 cm である．計測立体視差は fly test 約 3000 秒・animal test 400～100 秒の 3 段階・circle test 800～40 秒の 9 段階である．

まず，fly test を行い，ハエの羽が画面より 3～5 cm 程度浮かんでいるかを問う．他の test も同様である．なお，circle test の 8 番目・9 番目は特に判読は難しく，正常と判定するのに全問正答である必要はない．

Fly test の下にはチェックマークが描かれており，抑制を検査できる．Fly(－)であったときは，どちらか一眼が抑制されている．R または L の文字のうち，濃く見えるほうが優位眼・薄いまたは見えないほうが非優位眼または抑制眼である(図 12)．さらに，外斜視では交代視による立体視をしている場合があり，このときは fly(＋)でも R と L のチェックマークが 2 つ同時には見えない．R と L が交互に見えることが分かれば，交代視であると判別できる．

なお，Titmus Stereo Test の注意点として，単眼視でも視標の左右ズレに着目すると，どれが浮き出すか分かるものもあり(図 11)，偽陽性が生じる点が挙げられる．偽陽性の判別には以下の方法が有用である．①浮いているか，ずれているかを確認する，②検査プレートを上下逆さまに示すと絵標が飛び出す代わりに凹んで見えることを確認する，の 2 点である．②は，プレートの上下を入れ替えることで，交差性につけられている視差が同側性の視差に変化することを利用している．

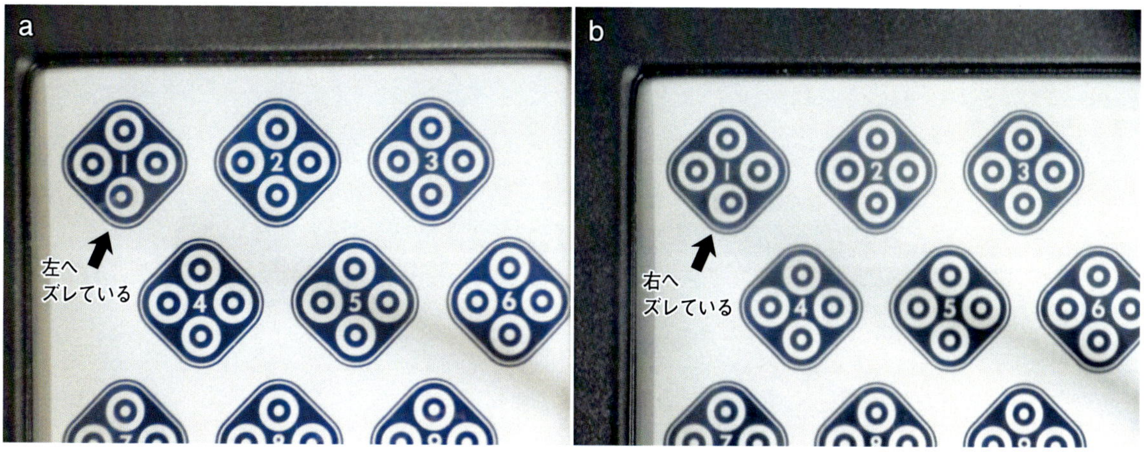

図 11. 左右眼それぞれの見え方
偏光眼鏡を通して右眼で見たとき(a)，左眼で見たとき(b)の見え方．例えば circle test No. 1 の下の円は，左右にズレているのが分かる(矢印)．このズレが交差性の視差となり，正常者が両眼で見ると飛び出て見える．一方，この写真のように単眼視であっても，円の位置のズレが No. 3 くらいまでは分かる．このため，ズレに着目すれば，たとえ飛び出て見えなくとも，どの円が「正解」なのかは回答できてしまう．

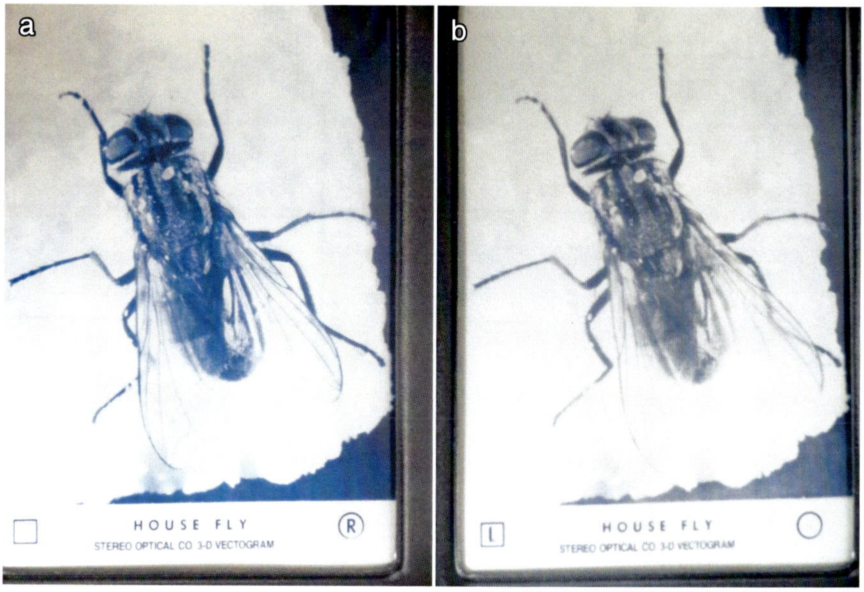

図 12.
チェックマーク
a：左眼抑制での見え方．R は濃く見え，L は消えて見えない．
b：右眼抑制での見え方．L は濃く見え，R は消えて見えない．
アルファベットが読めない幼児には，丸の中になにか書いてあるか，四角の中はどうか，などと尋ねる．

大型弱視鏡検査

一台で，斜視角の測定・同時視・網膜対応・融像・遠見立体視を評価できる．左右眼それぞれで鏡筒をのぞかせ，各々に異なるスライドを映す(図13)．大型弱視鏡検査は 5 歳ごろから可能である．

提示するスライドは検査項目・難易度に応じて多種ある(図 14)．例えば同時視用スライドには，「ライオン」と「おり」がある．片眼に「ライオン」・他方に「おり」のスライドを示した場合，同時視がある状態では「ライオンがおりの中に入った」ように見える．

非常に有用な検査法であるが，両眼を完全分離して行う検査であるため，日常視とは大きく異なる条件下での検査であることに留意する必要がある．

症例提示

1．症　例

4 歳，女児．

2．主　訴

右）内斜視．

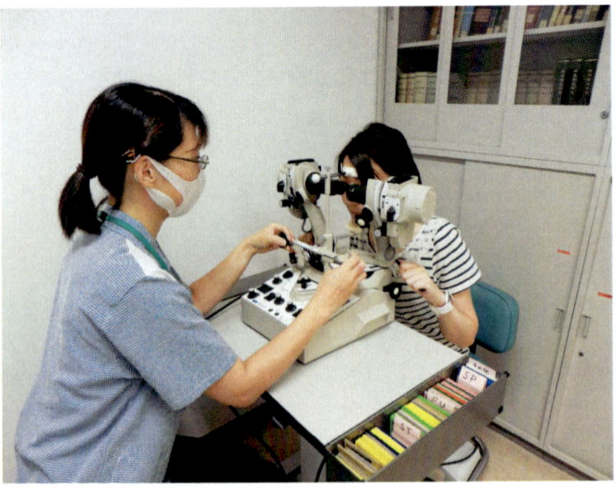

図 13. 大型弱視鏡検査の様子

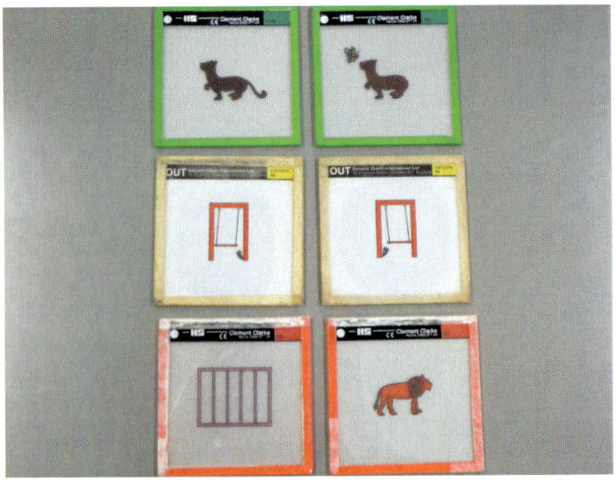

図 14. 大型弱視鏡検査で使用するスライドの例

3．現病歴

2 歳で注視時に右眼が内斜することに気づいた．4 歳で眼科受診し，部分調節性内斜視および右弱視と診断された．完全屈折矯正眼鏡の常用・左眼遮蔽訓練にて弱視治療を行った．1 年後，弱視は治癒し，内斜視の手術について当科を紹介受診した．

4．初診時所見

【視力】右(1.0×＋3.0 D＝c＋0.5 D Ax 100°)
　　　　左(1.2×＋3.00 D＝c＋0.5 D Ax 60°)

【眼鏡装用下眼位】近見　RET 35 プリズム
　　　　　　　　　遠見　RET 30 プリズム

【眼球運動】上下左右制限なし
　　　　　　両)下斜筋過動あり

【両眼視機能検査】

①Titmus Stereo Test

Fly(－)　R-supp.

②Bagolini 線条レンズ試験(図 15)

近見・遠見とも右眼抑制(検査時眼位 RET).

35 プリズムで眼位補正しても右眼抑制(検査時眼位はプリズムで中和).

③大型弱視鏡検査

SP(－)＋20°～　R-supp.

OA　＋25°　L-fix

＜両眼視機能検査の解釈＞

眼位は右内斜視であり，①～③いずれの検査でも右眼は抑制がかかっている．内斜視がある状態では，両眼視はできていない．

②ではプリズム補正下で眼位を中和した状態でも，右眼抑制の結果である．また，③で SP(－)は同時視(－)を意味し，やはり右眼に抑制がかかっている．

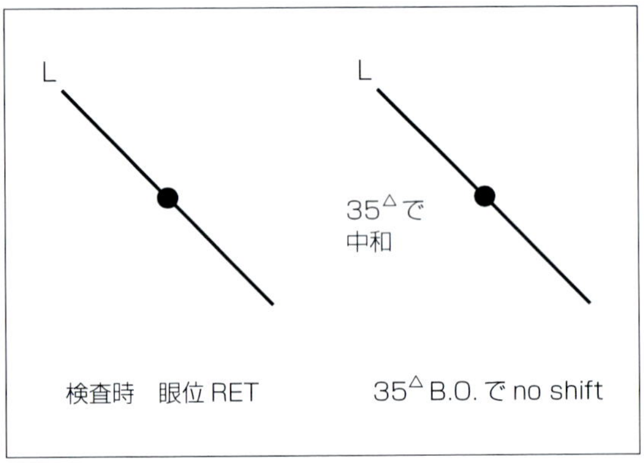

図 15. 初診時 Bagolini 線条レンズ試験の結果

これらの結果から，手術により眼位矯正を行っても，おそらく同時視(－)のままであり，検査上の両眼視機能が改善する可能性は低いと予測された．

5．経　過

5 歳時に，両)内直筋後転術および両)下斜筋切除術を施行した．術後，眼位異常はごくわずかとなった．

6．術後所見(術後 9 か月)

【視力】右 1.0，左 1.2

【眼鏡装用下眼位】近見　very slight　RE(T)
　　　　　　　　　遠見　Ep

【両眼視機能検査】

①Titmus Stereo Test

Fly(＋)，animal(2/3)，circle(2/9)

チェックマークⓇ―見えるが薄い．

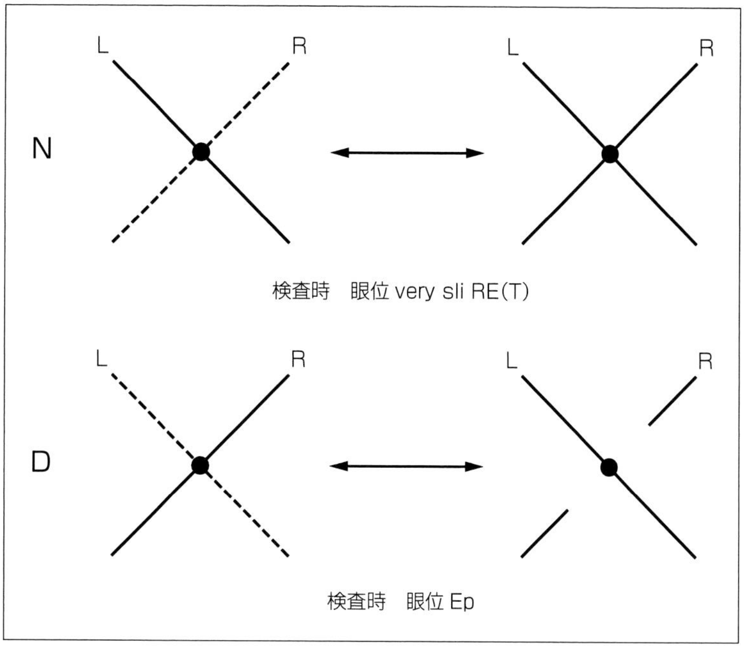

図 16.
術後の結果

②Bagolini 線条レンズ試験(図 16)
　近見　正常〜右眼抑制
　遠見　交代抑制〜周辺融像(＋)
③大型弱視鏡
　Ⅰ SP(＋)　PMS－2°，MS－1°，FS－1°，SA＝OA
　Ⅱ Fu(＋)　－5°〜＋6°．ときに R-supp.
　Ⅲ St(＋)　ブランコ
④Worth 4 灯試験
　近見　4 個　supp.(－)　NRC
　遠見　4 個　supp.(－)　NRC

＜両眼視機能検査結果の解釈＞

①の animal test・circle test の 2 つ目は単眼視でもズレで判別できてしまうことから，この結果だけでは立体視があるとは言い切れない．ただし，チェックマークのⓇが薄く見えることは，右眼に抑制がかかりながらも不完全な同時視があることを示している．

②の結果でも，ときに抑制がかかりながらも，同時視および周辺融像が可能になったことが分かる．

③の SP(＋)は大型弱視鏡において同時視があることを意味する．PMS・MS・FS はそれぞれ，スライドの種類を示す記号である．3 種のスライドすべてで同時視を認めた．Fu(＋)は融像を，St(＋)は立体視を認めたことを意味する．

④でも丸は 4 個見え，抑制は認めなかった．

これらの結果より，本症例の術後両眼視機能は，ときに右眼の抑制がかかるため変動するものの，同時視・周辺融像が可能となり，立体視も不完全ながら(＋)のようである．術前の予測以上によい両眼視機能が獲得できた．

おわりに

斜視は，整容的問題(外見)と感覚的問題(機能)を合わせもった疾患である．患者が両眼視機能の異常を自覚していることもあれば，自覚していないこともある．自分の前にいる患者が，どのような見え方をしているのか，どのような感覚面の異常を伴っているのかを理解することは大切である．参考文献や他の成書も参考にしていただきたい．

文　献

1) 丸尾敏夫(編)：眼科臨床プラクティス 4．斜視診療の実際，文光堂，1993.
2) 大月　洋(編)：すぐに役立つ眼科診療の知識 両眼視，金原出版，2007.

MB OCULI. No. 25：17－25, 2015

◎特集／斜視診療のコツ

眼位検査

OCULISTA

清水有紀子*

Key Words：遮閉試験(cover test；CT)，遮閉-遮閉除去試験(cover-uncover test；CUT)，交代プリズム遮閉試験(alternative prism cover test；APCT)，マドックス杆試験(Maddox rod test)，プリズム順応試験(prism adaptation test；PAT)

Abstract：眼位検査は，患者が視標を固視したときの，両眼の視線の相対的なずれの有無と方向(定性)，程度(定量)を調べる検査である．代償作用により，斜視や複視が目立たないことがあるが，正確な検査から所見を得て診断する．

定性検査には，顕性斜視の有無と向きを調べる遮閉試験，正位と潜伏性斜視および片眼性と交代性を鑑別する遮閉-遮閉除去試験，正位の確定と交代性上斜位を調べる交代遮閉試験などがある．これらを一連の流れで行い，眼位異常のタイプを鑑別する．他に視標を固視できない場合にも施行できるHirschberg test(角膜反射法)がある．定量検査ではプリズムを使用するが，持ち方に注意が必要である．回旋偏位はプリズムでは測定困難のため，大型弱視鏡かマドックス小杆を使って測定する．手術前に行うプリズム順応試験の方法と目的を整理する．

プリズムの使い方を中心に基本的な眼位検査の方法を解説する．

はじめに

眼位検査は，患者が頭位を正して視標を見た状態で，両眼の視線の相対的なずれの有無とその方向(定性)および程度(定量)を調べる検査である．

明らかな斜視や複視の訴えがなくても，歩行時の姿勢や問診中の状態を観察して，顔回し，顎上げ，顎引き，頭部傾斜，眼瞼下垂などがある場合は(図1～3)，詳細に眼位検査を行う．また，高齢者において視力が良いにもかかわらず「ぼやけて見えにくい」と訴えるときに，軽度の複視が原因となっていることがある．このようなときに白内障と診断して手術を行うと，術後に自覚症状は改善せず複視が明らかとなる．片眼より両眼で自覚症状が悪化する場合は注意して眼位を確認する．

眼位異常がある場合は，治療のために正確な定量が必要となる．斜視角は変動することがあるため，複数回の検査やプリズム順応試験を行う．

* Yukiko SHIMIZU，〒671-1227　姫路市網干区和久68-1　ツカザキ病院眼科

定性検査

1．Hirschberg test(角膜反射法)

乳児や視力不良のために，視標を固視できない場合にも施行できる検査である．頭位を正した患者の眼前33 cmに点光源を置き注視させて，角膜反射像と瞳孔中心の位置関係から眼位ずれを判定する．両眼ともに十分縮瞳して，反射が瞳孔中心か左右対称でやや鼻側(約5°程度は正常 κ 角のためにずれる)にあれば正位である．非固視眼の反射が瞳孔中心よりずれていれば，視線は反射の逆側に向いている．例えば反射が瞳孔中心より外側にあれば，視線は内を向いているので内斜視である(図4)．写真を撮ると拡大できるうえに記録にもなる．点光源は非調節視標であり調節を惹起しないので，この方法では調節性内斜視は評価でき

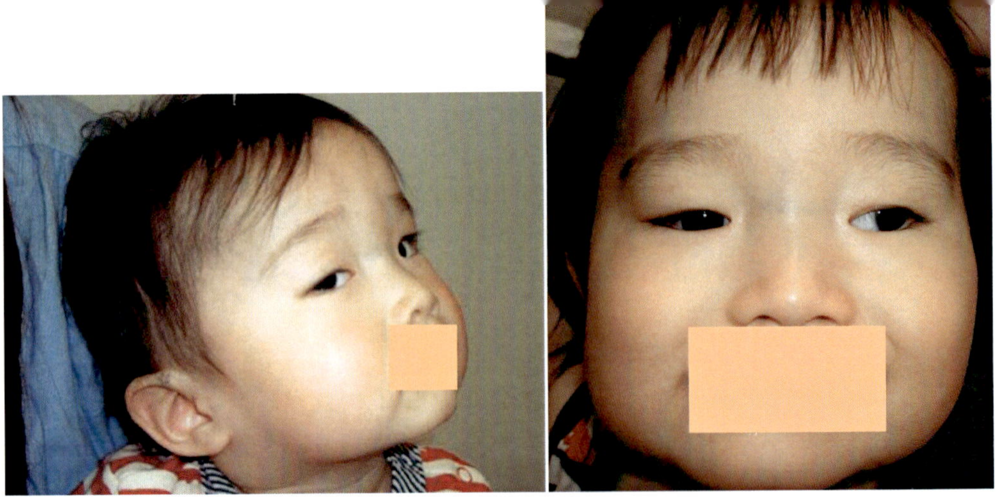

a：左への顔回し：自然頭位　　b：頭位を補正した眼位(aと同一症例)

図 1.

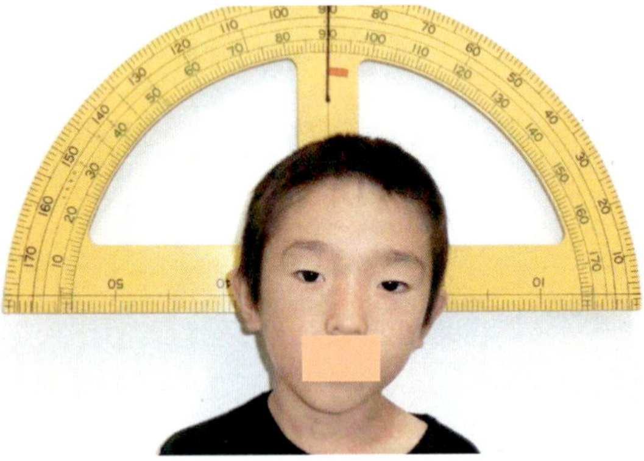

図 2. 右先天上斜筋麻痺に伴う左への頭部傾斜

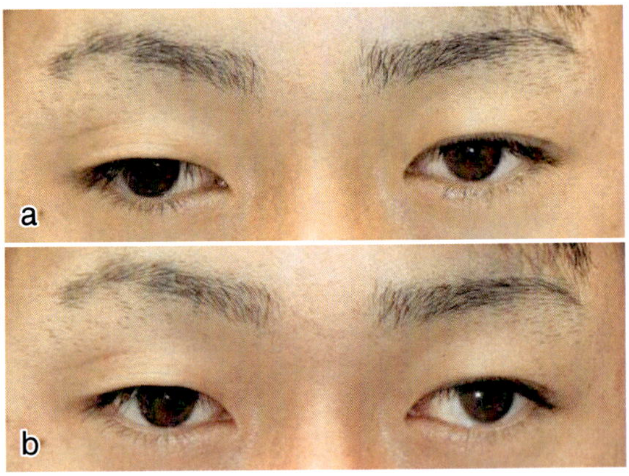

図 3. 右偽眼瞼下垂

a：右眼瞼下垂と外斜視を主訴に受診．左眼固視では瞼裂高に左右差がある．

b：右眼固視時：瞼裂高の左右差は目立たない．右下斜視に伴う右偽眼瞼下垂であった．

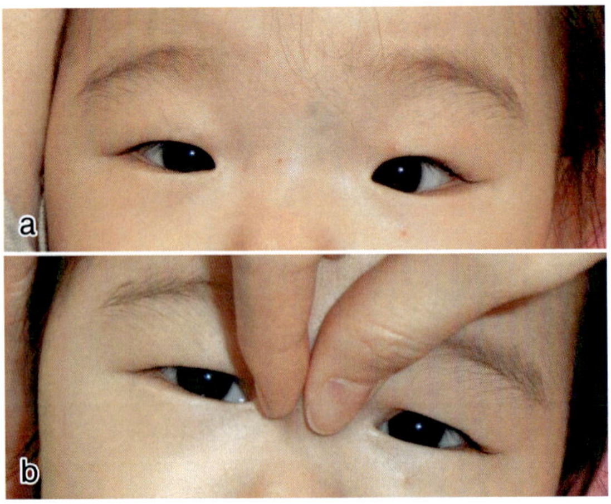

図 4.

a：Hirschberg 法：左眼の反射は耳側にあり内斜視がある．内眼角贅皮により鼻側強膜が見えず，内斜視が強調される．

b：aと同一症例：角膜反射は変わらないが，内眼角贅皮の影響を減らすと評価しやすい．

ない．また，瞳孔中心線と視軸のなす κ 角が大きい場合も不適である(後述)．

2．遮閉する検査の準備

検者は患者が視標を固視する邪魔にならない位置に患者と向き合って座る．屈折矯正を行い，遠見は 5 m，近見は 33 cm の距離に，患者の視線に高さを合わせて視標を調整する．調節要素を排除するためには光視標を用いるが，調節による眼位の変化を見たいときなどは，小さい調節視標を用いる．固視を維持するために小児ではおもちゃなども用いる．近見視標は検者の眼鏡やマスクにマークを付けたり，本人の手を伸ばして視標を持たせると，プリズムを併用するときに検者の両手

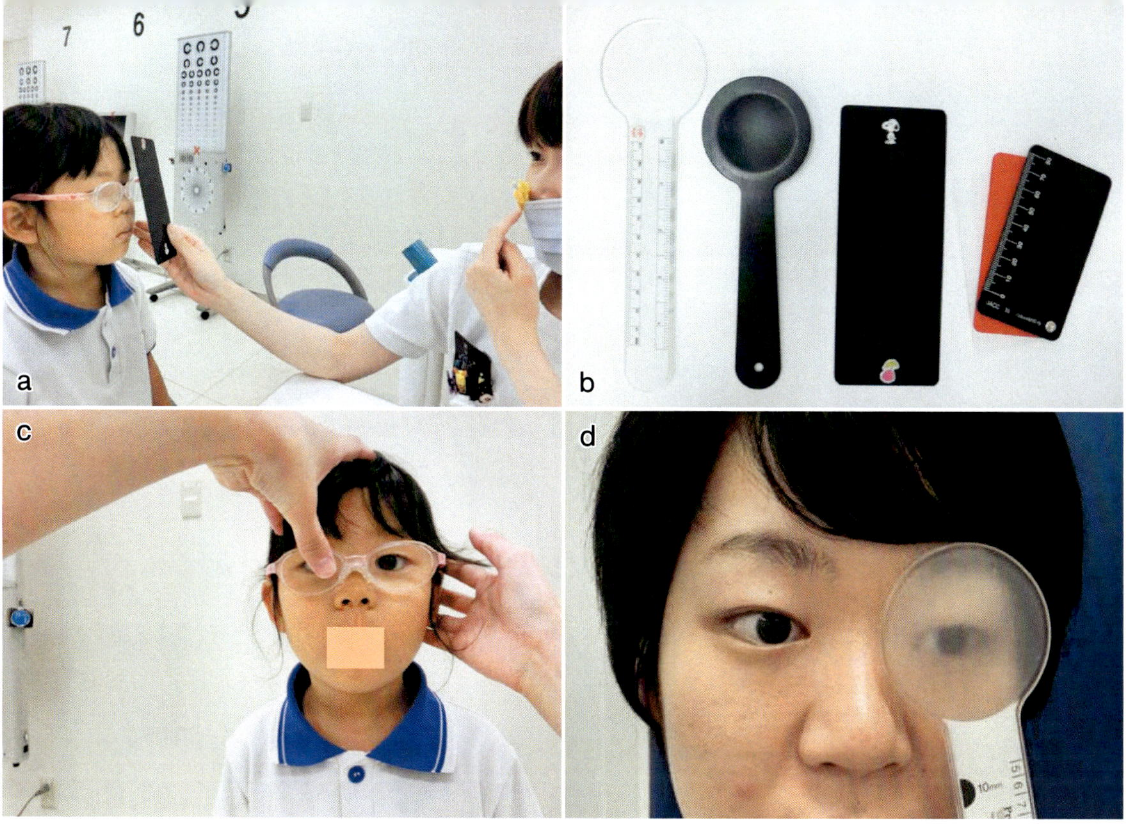

図 5.
a：小児の近見眼位検査：検者のマスクに視標をつけている．
b：いろいろな遮閉子
c：指による遮閉
d：半透明の遮閉子による遮閉試験：遮閉眼の動きが分かりやすい．

が使える(図 5-a)．

遮閉は専用の遮閉子が使いやすいが，検者の手や親指などでもよい．動かしやすく，視標が見えないように視線を遮ることができればよい．半透明の遮閉子は眼球の動きを観察しやすいが，視標によっては患者からも透けて見える可能性がある(図 5-b～d)．遮閉子は耳側か上下から動かして，遮閉しない眼の視線を遮らないようにする．外斜視は融像を除去するために長めに，内斜視は過剰な調節性輻湊を誘発しないように短く遮閉する．

3．遮閉試験(cover test；CT)

顕性の眼位異常の有無，眼位異常の向きおよび固視の状態を知ることができる．必ず頭位を正して両眼開放で視標を固視させ，検者はどちらか一方の眼を観察しながら僚眼を遮閉する．具体的には，まず右眼を観察しながら左眼を遮閉し，右眼が動かなければ右眼はもともと視標を見ている．もし，右眼が動けば両眼開放の状態で右眼は視標を見ていなかったが，視標を見ていた左眼が遮閉され右眼で視標を見なければならなくなった．そのために，視線を視標の方向へ向ける動き(整復運動)が起こったもので，顕性斜視と判断する．外から内へ動けばもともと外向きであったので外斜視，上から下へ動けば上斜視である．垂直方向の小さな動きの検出は難しいが，通常は上眼瞼が眼球の動きに連動するため，眼瞼の動きも観察すると分かりやすい．左右眼にそれぞれ行い，どちらも動かなければ，顕性斜視はなく正位または潜伏性斜視(斜位)と判断できる．ここまでが顕性斜視の有無を判定する遮閉試験である．

4．遮閉-遮閉除去試験(cover-uncover test；CUT)

遮閉眼の遮閉を取り除いた瞬間の動きを観察することにより，正位と潜伏性斜視，斜視があれば

表 1．CT および CUT の結果(文献2より引用，一部追加)

1．固視眼と想定される眼を遮閉するとき	
a．僚眼に動きがない	→ 遮閉以前は両眼で固視している
b．僚眼に整復運動がある	→ 遮閉以前に顕性斜視がある
2．遮閉除去するとき	
a．遮閉除去眼の整復運動(融像運動)がある 僚眼(開放眼)が動かない	→ 斜位(潜伏性斜視)がある
b．両眼とも動かない 遮閉除去眼が偏位している 僚眼(開放眼)が固視を保持している	→ 交代性斜視がある
c．遮閉除去眼の整復運動があり固視していると推定される 僚眼(開放眼)が偏位している 固視の優位眼がある	→ 片眼性の外斜視がある

片眼性と交代性を区別する．具体的には遮閉除去の瞬間に外から内へ動けば，遮閉されているときに視線は外へずれていて，開放すると視標に向かったと分かる．その前の遮閉試験で動きがなかったときは，両眼開放時にずれがなく遮閉下でのみ外斜して，遮閉除去ですぐに視線が視標に戻る(融像運動)ことから，潜伏性外斜視と判定する．

一方，遮閉試験で顕性の斜視があった場合，例えば左眼を遮閉したときに右眼が内へ動いた(外斜していた右眼が視標に向かう整復運動)と仮定する．続いて遮閉除去の瞬間に左眼が内向きに動いて視標を見るのと同時に，右眼が外向きに動いた(つまり視標を見なくなった)とする．この場合は，両眼開放時は常に左眼固視となるため，片眼性の右顕性外斜視と判断する．もし，左眼の遮閉を除去しても左眼が動かず外斜したままの場合は，右眼で視標を固視し続けており，交代性の顕性斜視となる．日常的にはどちらか一方の眼がずれていることが多くても，CUT で固視が交代すれば交代性と判断できる．これは小児において斜視弱視の発症に関わるので判定が重要である(表 1)．

5．交代遮閉試験(alternative cover test；ACT)

一眼を遮閉して開放眼で視標を注視させた状態から，両眼視させないように素早く遮閉を僚眼へ移動させることを繰り返す．移動させるときに，遮閉を除去した眼の動きを観察すると，潜伏性の眼位ずれを含めた最大のずれが観察できる．交代遮閉試験で動きがなければ正位と確定する．この検査で遮閉を長めに行うと交代性上斜位も観察できる．

プリズムを用いる定量検査

斜視や斜位の存在が判明した場合は，眼位ずれの程度を斜視角として測定する．プリズムは屈折面の交叉部を稜，その一点を頂点，厚いほうの面を基底と呼ぶ．プリズムの向きは，軸の方向を乱視軸の角度で表すか，内方基底(base in)，上方基底(base up)などと表現する．本稿では説明のために，基底となす角度が大きいほうの屈折面を「後面」と呼ぶ(図 6-a)．

1．プリズムの基本の持ち方

プリズムの持ち方はそれぞれの製品の説明書を確認する必要がある．眼位検査用によく用いられるプラスチック製のベレンスプリズムバーは，前頭面とプリズム後面が平行になるフロンタルプレインポジション(frontal plane position)に保持する(図 6-b)．水平方向のバーは後面を患者の方に向け，垂直方向のバーは段差のある面を患者の方に向ける．

最少フレ角の位置(minimum deviation position)に校正されたプリズムは，患者の視線がプリズムに入射する角度と，プリズムから射出する角度が同じになるように保持する(図 6-c)．ガラスプリズムは患者の視線にプリズム後面が垂直になる，プレンティスポジション(Prentice position)に保持する(図 6-d)．20 プリズム未満ではプリズ

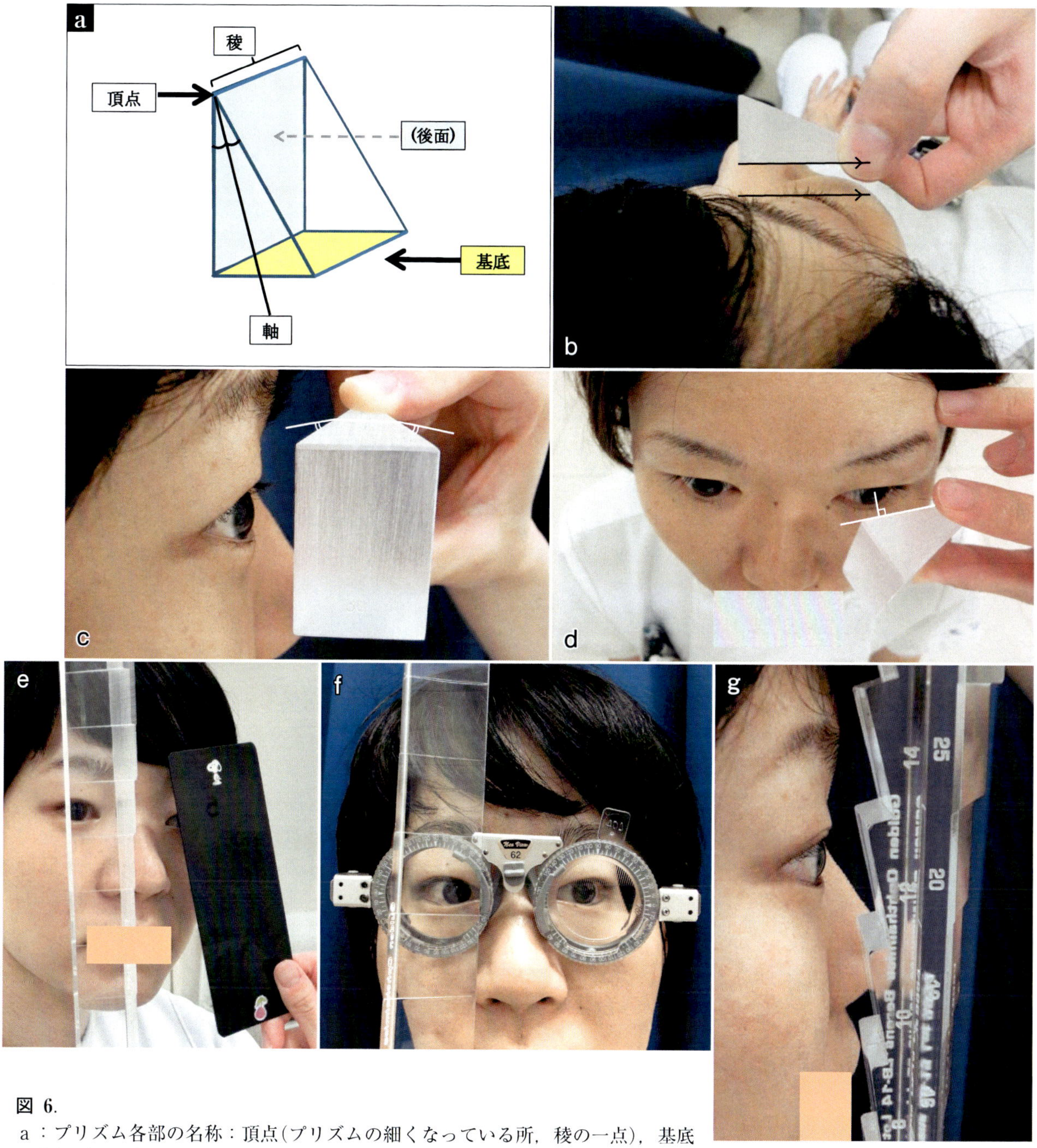

図 6.

a：プリズム各部の名称：頂点(プリズムの細くなっている所，稜の一点)，基底(厚い方の面)，稜(屈折面の交叉部)，軸(屈折面のなす角度を二分する線)．本稿では説明のために，基底となす角度が大きいほうの屈折面を「後面」と呼ぶ．

b：プリズムのフロンタルプレインポジション：プリズム後面が前眼窩面に平行になる．

c：ブロックプリズムの最少フレ角位置(minimum deviation position)での保持．患者の視線がプリズムに入射する角度とプリズムから射出する角度が同じになる．

d：プレンティスポジションでのプリズム保持．視線に後面が垂直になっている．

e：交代プリズム遮閉試験

f：大角度の斜視角測定方法．Fresnel プリズムとベレンスプリズムバーの組み合わせ

g：水平と垂直方向のベレンスプリズムバーの組み合わせ．垂直方向のバーは段差のある面を患者に向ける．

ムの置き方による誤差は少ないが，40 プリズムでは置き方が異なると 72 プリズムもの効果となり不正確になる．

また，プリズムが患者の眼から離れると，特に近見では誤差が生じるので，角膜からプリズムまでの距離にも注意する．ベレンスプリズムバーでは眼前 12 mm で測定する．

プリズムバーは度数変更のときに持ち替える手間がなく使いやすいが，面が小さくやや観察しにくい．また，幼児の場合に腹部や足につかえることがある．ブロックプリズムは面が大きいため観察しやすいが，保持の向きとプリズムを持ち替えるときに両眼視させないように注意が必要である．

2．プリズム遮閉試験(prism cover test；PCT)

顕性斜視角を測る検査である．固視眼の前に偏位の逆方向に基底が向くように，予想より少ない度数のプリズムを置き，僚眼(斜視眼)を観察しながら，プリズム越しに固視眼を遮閉する．一度両眼視させてから，次は斜視眼を遮閉して固視眼の動きを確認する．プリズム度数を上げながら動きがなくなるまで繰り返す．遮閉する前に必ず一度両眼視させる．例えば外斜視であれば，固視眼にプリズムを内方基底に置いて遮閉し，開放している斜視眼を観察する．外から内へ動けば外斜しているのでプリズム度数を上げる．内から外へ動けばプリズムが強過ぎるために内斜しているので，プリズム度数を下げて動きを確認する．

垂直方向の検査時は，プリズムを置く眼の相対的変位と逆方向に基底がくるように置く．例えば左上斜視で右眼にプリズムを置く場合は，右眼は相対的に下斜視であるから，上方基底にプリズムを置き検査する．頭部傾斜試験で上下偏位を測定するときには，プリズムの基底と瞼裂が平行になるように置く，つまりプリズムの軸が斜めを向く．

3．交代プリズム遮閉試験(alternative prism cover test；APCT)

最大斜視角を測定する APCT は，交代遮閉試験にプリズムを組み合わせる(図 6-e)．斜視眼の前に，偏位と逆方向に基底が向くようにプリズムを置き交代遮閉を行う．遮閉を移動させたときの遮閉除去眼を観察し，プリズム度数を変更して交代遮閉を繰り返し，動きがなくなった度数を斜視角とする．検査中は常にどちらかの眼を遮閉して両眼視させないようにする．

4．プリズムの組み合わせ

ずれが大角度のときは，プリズムを片眼に重ねると不正確になるため，両眼に分ける．検眼枠の片方に Fresnel プリズムを入れて，僚眼のプリズム度数を変化させて APCT を行う(図 6-f)．結果は単純に加算できず，換算表を用いて角度を算出する．水平と垂直の偏位があるときには片眼に 2 つ重ねて使用できる．まず水平方向の動きがなくなる度数を決定する．それに上下方向のプリズムを平らな面が合わさるように重ね持って，上下方向の度数を変更しながら中和する点を探す(図 6-g)．

5．Krimsky テスト

片眼の視力が極端に低い患者に行える数少ない検査である．一眼が失明している場合などは，固視眼を遮閉しても視力不良眼の整復運動がないため，プリズム遮閉試験はできない．しかし，固視眼の視線をプリズムによってずらすと，Hering の法則で僚眼も同じ向きに偏位する．これを利用して，視力不良眼が視標を固視したと仮定される所まで，眼球の向きを誘導して斜視角を測定する．

固視眼上に，偏位の逆方向に基底を向けてプリズムを置き，患者に近見 33 cm にあるペンライトを固視させる．斜視眼を観察しながら固視眼上のプリズム度数を変化させる．斜視眼の反射が瞳孔中心に観察できるようになったときのプリズム度数を斜視角とする．

斜視眼の前にプリズムをおいて，その角膜反射が瞳孔中心に観察される角度を測定する方法もあるが，プリズム越しに角膜反射を評価するのは難しい．

大型弱視鏡を用いる定量検査

大型弱視鏡では他覚的斜視角，自覚的斜視角，むき眼位，回旋偏位などが測定できる．検査に対する理解と協力が必要なためおおむね5歳以上が適応となる．片眼の視力不良や偏心固視の患者には，検者の観察により角膜反射と瞳孔中心が一致する角度を他覚的斜視角とする．スライドの図形を中心窩で固視できる患者は，点滅法により角度を測定する．非共同性斜視のむき眼位の測定には正面視，上下左右各15°の第2眼位，斜め方向の第3眼位で水平垂直および回旋偏位を測定する．結果には近接性輻湊や器械近視による調節性輻湊が影響することがある．大型弱視鏡の使用方法は成書を参照されたい．

回旋偏位の定量

上下および水平方向の偏位が少ないにもかかわらず，複視の訴えがある場合には回旋斜視を考慮する．日常診療で遭遇する具体例は後天性の上斜筋麻痺などがある．頭部傾斜の存在，下方や側方視での自覚症状の悪化，「線が傾いて見える」という訴えがある場合は，回旋偏位を調べる．

検査方法は大型弱視鏡のほかにマドックス杆試験がある．なかでも両眼にマドックス小杆を使用する Maddox double rod test は簡便に使用できて便利である．検眼枠の左右それぞれに赤と白のマドックス小杆を，軸が垂直方向になるように向きをそろえて入れる．それをかけさせて光源を見せると，患者には水平方向の赤と白の線条が見える．正常では水平に重なって見えるが，回旋偏位があると線条が傾いて交差する．その場合は，傾いている線条の色の小杆を平行に見えるまで回転させると，動かした向き(内方回旋か外方回旋か)と乱視軸から読み取った移動角度が回旋偏位となる(図7)．

上下偏位があると2本が上下にずれて見える．上下偏位がなく線条が重なって回旋偏位が分かりにくい場合は，5プリズム程度を片眼の垂直方向にかざしてあえて2本の線条を上下に分離する．

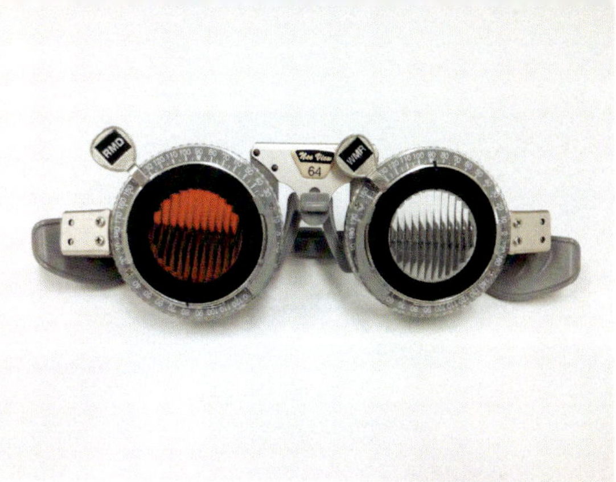

図 7. Maddox double rod test のために検眼枠に赤白のマドックス小杆を入れた状態

手術計画のためのプリズム順応試験 (prism adaptation test；PAT)

PAT は検査で得られた斜視角のプリズムを装用させて時間をおき，眼位の変化があれば度数調整を繰り返す検査である．術後の眼位変化と複視を予測して矯正量を決定する．

1．方　法

交代プリズム遮閉試験による遠見と近見の眼位に，差がなければそのままの角度を，差があれば水平斜視では大きいほう，上下斜視では小さいほうの角度を用いる．決定した度数を両眼均等または眼の優位性を変えないように分けて装用させる．15～30分ごとにプリズムを装用した状態のままで交代プリズム遮閉試験を行い，残余斜視角が10プリズム未満となれば安定と判定して感覚機能の検査を行う．目的によって順応の期間は数十分～数週間とさまざまである．術前に斜視角を決めるためのテストとしては，外来での1～2時間で判定することが多い．

2．目的と結果の判定

斜視手術の目的は相対的な視軸のずれを矯正し，両眼視機能を獲得または保存することであるが，両眼視機能の改善が期待できない場合は，整容を目指す場合もある．機能改善を目指すには，術前に感覚機能の評価と全偏位量の測定が必要となる．PAT 後に融像や立体視が見られれば機能的な改善が期待できる．

正常網膜対応がある場合に PAT で角度が増え

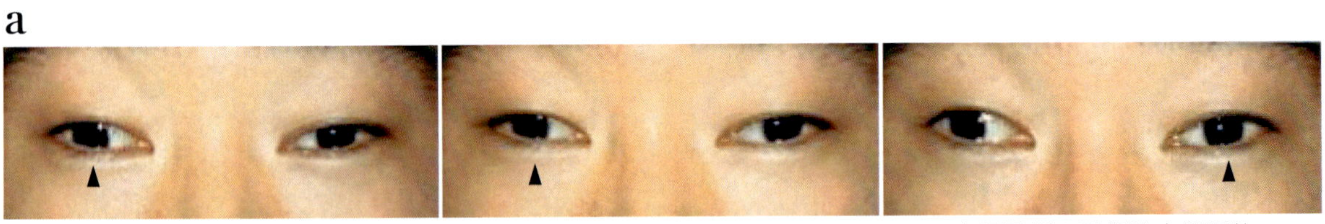

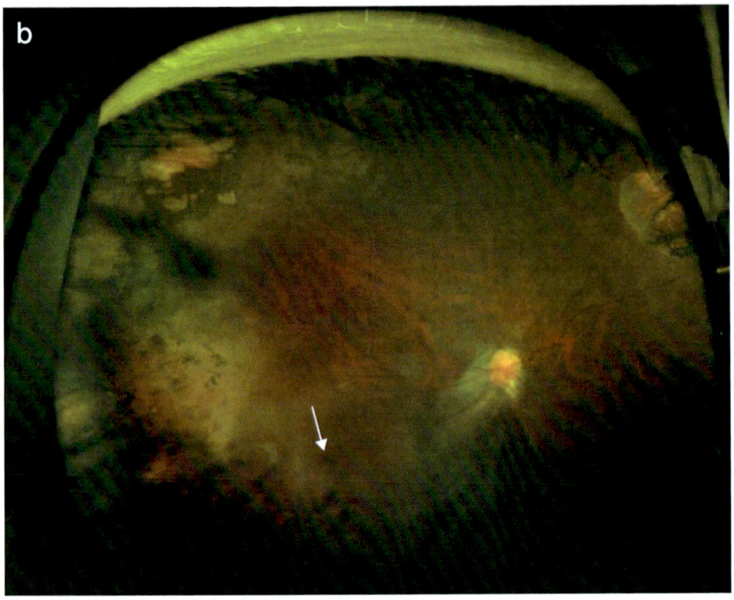

図 8.
a：κ 角の大きい症例：右眼で固視しているが角膜反射は鼻側角膜輪部近くにある．矢尻は固視眼を示す．
b：同症例の広角眼底写真(直像)：未熟児網膜症により黄斑が耳側へ大きく偏位している．矢印は中心窩を示す．

れば，引き出された全角度が真の偏位と考えられるので，それを基に手術計画を立てる．

大角度の外斜視では眼位が矯正された後に背理性複視を生じることがある．外来の順応試験で複視を自覚する場合には，プリズムを処方して数週間 PAT を行い複視が消失または許容できるか試す．許容できない場合は複視が出ない角度を調べる．

整容を目指す場合には，PAT は術後複視の予測のために用いられる．眼位が平行となるプリズム度数で複視が自覚されるか，その複視が許容できるかどうかを試す．その結果から，複視が出ない角度まで矯正量を減らして手術を行い，整容的満足を得られるか，または手術を見合わせるかを判断する．

3．PAT に注意を要する例

特に内斜視で網膜異常対応があるときに，プリズム度数を増やしてもその都度角度が増えて安定しないことがある(プリズムの eat up と呼ばれる)．この場合 PAT は術後複視の予想に用いるのみで，PAT の角度では手術を行わずに慎重に計画を立てる必要がある．

注意を要する例

1．遠見と近見で角度が大きく違うとき

外斜視で遠見よりも近見の斜視角が少ないときや，内斜視で近見の斜視角が大きい場合は，調節性輻湊の影響をなくすために矯正値に＋3 D を付加して近見眼位を測定する．

間欠性外斜視において融像性輻湊の影響をなくすためには，アイパッチ®を 30 分～1 時間片眼に貼付する．その後，両眼視をさせないように遮閉しながらアイパッチ®を外して，交代プリズム遮閉試験を行うと融像を除去した最大角度を引き出すことができる．

2．κ 角異常

κ 角(瞳孔中心から角膜への垂線を指す瞳孔中心線と，中心窩と固視点を結ぶ視軸のなす角)の

大きい患者や，眼底病変などにより偏心固視となっている患者では，外見と眼位異常が異なるため判定に注意が必要である(図8)．これらは遮閉試験のときに，単眼固視の状態で角膜反射が瞳孔中心からずれていることから疑いをもつ．

通常でも瞳孔中心線は中心窩のやや鼻下側を通るため，光源を固視している眼の角膜反射は鼻側に偏る．これを陽性 κ 角と言い 5° 以内が正常とされる．κ 角異常がある場合は眼底写真や直像，倒像鏡で固視と眼底変化を確認する．眼位検査は十分な視力があれば，交代プリズム遮閉試験や大型弱視鏡で通常どおり行う．しかし，手術は整容的不満足となることや，複視を生じることがあるため，十分にPATを行い慎重に検討する．

まとめ

眼位検査を行うときは，患者の頭位を正して視標の固視を得ることが重要である．検者は患者の状態と目的に合わせて，適切な検査方法で正確な結果を得て治療につなげたい．

文 献

1) 佐藤美保，大月　洋，牧野伸二ほか：眼位定量検査 単眼性眼位検査．眼科検査法ハンドブック第4版(小口芳久，澤　充，大月　洋ほか編)，医学書院，pp. 78-86，2005.
Summary 外来で必要な検査が図を使って分かりやすくまとめられており，診察室に置いておくと便利である．

2) von Noorden GK, Campos EC：Motor signs in heterophoria and heterotropia. Binocular Vision and Ocular Motility, Theory and Management of Strabismus, 6th ed, Mosby, St. Louis, Missouri, pp. 168-210, 2002.
Summary 斜視の詳細な教科書であるが，項目が細かく分かれていて，目次で読みたい箇所を探しやすい．

3) 魚里　博，平井宏明，福原　潤ほか：幾何光学の基礎．眼光学の基礎(西信元嗣編)，金原出版，pp. 1-15，1990.

4) Suzanne Véronneau-Troutman：不二門尚，斎藤純子(訳)：プリズムと斜視，文光堂，pp. 1-81，1998.

5) Prism Adaptation Study Research Group：Efficacy of prism adaptation in the surgical management of acquired esotropia. Arch Ophthalmol, **108**：1248-1256, 1990.

MB OCULI. No. 25：27－36, 2015

◎特集／斜視診療のコツ

画像診断

OCULISTA

東山智明[*1]　村木早苗[*2]

Key Words： 画像診断(image diagnosis)，MRI(magnetic resonance imaging)，CT(computed tomography)，神経麻痺(nerve palsy)，外眼筋(extraocular muscles)

Abstract：斜視診療の画像診断は，①神経性異常による麻痺性斜視の場合，主にその眼運動神経の走行部位を，②外眼筋やその周囲の異常による斜視の場合，外眼筋を中心とした眼窩内を精査し，さらに各疾患に応じた検査条件を設定する必要がある．頭蓋内精査では，T1 および T2 強調画像，FLAIR 画像などを中心に撮像するが，臨床所見に応じて MR angiography や造影を追加する．また複合麻痺の場合は，複数の眼運動神経が障害される海綿静脈洞や眼窩尖端部などを中心に精査する．一方，眼窩内精査では，頭蓋内と異なる条件や方向の設定が必要となる．MRI では T1 または T2 強調画像で形態を，STIR 画像または T2 強調画像で炎症を評価する．CT では外眼筋や眼窩脂肪の評価には軟部条件を，骨の評価には骨条件を用いる．眼窩内の撮像・撮影方向は，外眼筋の形態観察には各外眼筋の走行に沿った方向を選択し，左右の比較には冠状断が特に有用である．

はじめに

斜視診療で画像診断を要する場合は，①神経性異常による麻痺性斜視，②外眼筋あるいはその周囲の異常による斜視である．①神経性異常による麻痺性斜視では，主にその眼運動神経の走行部位の頭蓋内精査を，②外眼筋あるいはその周囲の異常による斜視では，外眼筋を中心とした眼窩内精査を行う．臨床所見からどちらの障害か推測できる場合は，その障害部位に対する画像検査を施行するが，推測が困難で，頭蓋内と眼窩内の両方の評価が必要な場合もしばしばある．

MRI と CT の比較

代表的な画像検査に MRI と CT がある．MRI の最大の特徴は，炎症の評価や造影剤なしでの血流の評価など多様な情報を抽出できることである．また MRI はコントラスト分解能がよい点や，骨組織からの信号がないため骨によるアーチファクトが生じない点，任意の断面を撮像できる点から，特に脳幹部などの中枢神経病変の描出には一般的に CT より優れている．そのため，斜視診療の画像診断では，MRI が第一選択となることが多い．ただし，MRI は骨病変を描出できないことや検査時間が長いこと，ペースメーカー装着者などは禁忌であるという欠点もあり，骨病変の診断や MRI が禁忌または不可能な症例では CT が第一選択となる．

麻痺性斜視

麻痺性斜視は，広義には眼球運動障害を伴う斜視全般を指すため，後述する強度近視性斜視や甲状腺眼症なども含まれるが，狭義には神経性異常による眼球運動障害を伴う斜視を指す．以下は狭義の麻痺性斜視について述べる．麻痺性斜視の原因は，眼運動神経麻痺を生じる核および核下性麻痺と，核間麻痺や斜偏位などの核上性麻痺に分類

*1 Tomoaki HIGASHIYAMA，〒520-2192　大津市瀬田月輪町　滋賀医科大学眼科学講座
*2 Sanae MURAKI，同，講師

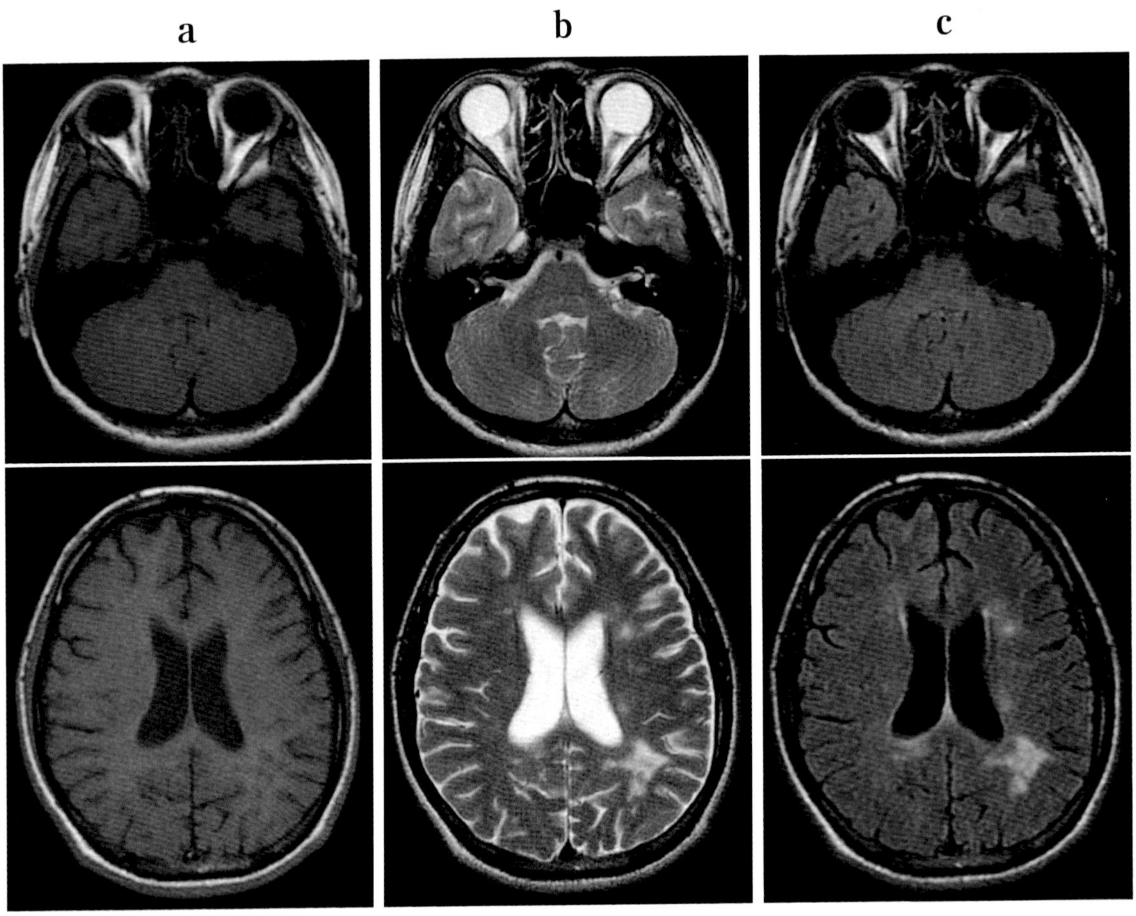

図 1. MRI 画像の種類
a ：T1 強調画像．白質と灰白質のコントラストが良好
b ：T2 強調画像．浮腫を含む病変は高信号に描出される．
c ：FLAIR 像．髄液の信号が抑制され低信号になるため，髄液に接する脳室近傍の病変の描出に優れている．

される．核および核下性麻痺による斜視では，脳幹に眼運動神経の神経核が存在するため，脳幹から眼窩までの画像検査を行う．一方，核上性麻痺による斜視では，脳幹や小脳を中心とした画像検査を行う．

麻痺性斜視の画像評価は，脳幹部を含めた頭蓋内の評価が必要なため，禁忌症例でない限り，前述のように骨によるアーチファクトが生じず，コントラストが良好な MRI が第一選択となる．ただし，造影 CT は血管病変の検出に優れており，動脈瘤などの疾患が疑われる際には有用である．また，麻痺性斜視における神経障害には単独障害と複合障害があり，複合障害の場合は，解剖学的に複数の眼運動神経が障害される部位，例えば，海綿静脈洞や眼窩尖端部なども含めた精査を行う．

1．MRI による頭蓋内精査

a）撮像方法（図 1，2）

T1 強調画像：解剖構造の描出に特に有用．水は低信号に描出されるため，頭蓋内病変の多くは低信号となる．

T2 強調画像：水は高信号で描出されるため，浮腫を含む病変は高信号に描出される．病変の検出に特に有用．

FLAIR（fluid attenuated inversion recovery）画像：髄液の信号が抑制され低信号になるように撮像された T2 強調画像．通常の T2 強調画像に比べ，髄液に接する脳表や脳室近傍の病変の描出に有用．

MRA（MR angiography）：静止している物質を画像化する一般的な MRI とは逆で，血液など

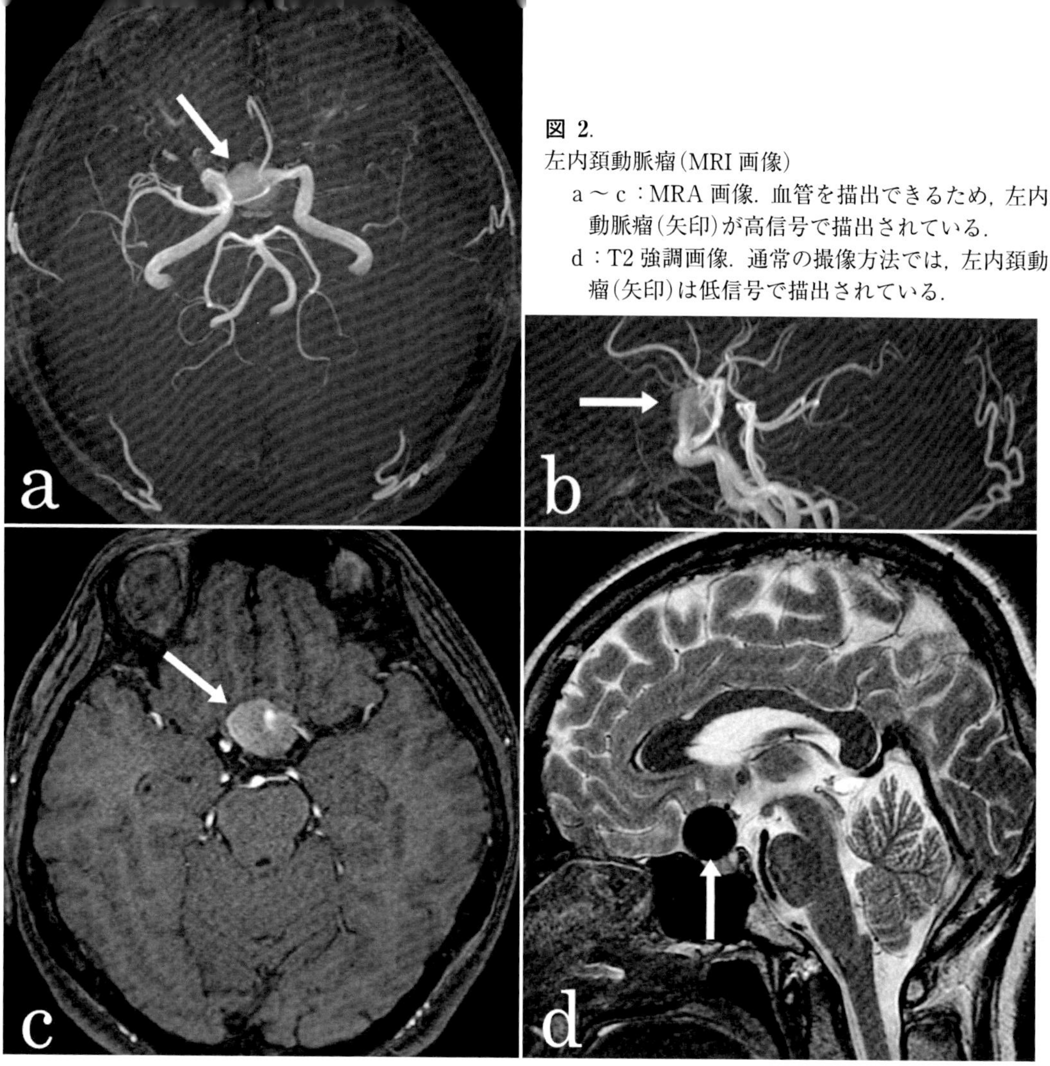

図 2.
左内頚動脈瘤(MRI 画像)
a～c：MRA 画像. 血管を描出できるため, 左内頚動脈瘤(矢印)が高信号で描出されている.
d：T2 強調画像. 通常の撮像方法では, 左内頚動脈瘤(矢印)は低信号で描出されている.

の速度を有する物質を画像化する手法. 造影剤を用いずに, 血流の描出が可能である.

b) 撮像方向(図 3)

軸位断:頭蓋内の撮像において基本となる断面. また頭蓋内と両眼窩の状態を同時に把握できる.

冠状断：頭頂部, トルコ鞍部, 前・中頭蓋窩の眼窩底の病変に有効. また左右差を比較するのに特に有用.

矢状断：正中構造(脳幹部など)の病変に有効.

c) 造影が必要な疾患

MRI の造影には一般的に常磁性体のガドリニウムが使用され, 主に血液脳関門の破綻に起因する増強効果が予想される病変(脳腫瘍, 炎症性疾患, 感染など)で有用である. またガドリニウム造影剤には T1 緩和時間の短縮作用があるため, T1 強調画像では造影剤投与後のコントラストはさらに明瞭となる.

2. 各疾患とオーダーのプロトコールの例

a) 動眼神経麻痺

脳動脈瘤や脳腫瘍による圧迫が原因の場合があり, 頭蓋内精査は必須である. 特に, 動脈瘤を除外する必要がある場合, 速やかに頭部 MRI/MRA や造影 CT を施行する必要がある. 一方で, 糖尿病などが原因の虚血性動眼神経麻痺の場合は, MRI 撮像でも病変の特定が困難な場合が多い. MRI のオーダーは, ①動眼神経の走行部位である脳幹部～眼窩部と, ②頭部ルーチン(T1 強調画像, T2 強調画像, FLAIR 画像など, 頭蓋内精査の際に各施設であらかじめ設定されている撮像条件)の MRI を施行する. その際, 脳幹部に異常を認めれば, スライス厚の薄い T2 強調画像を追加するなどして病変を精査する.

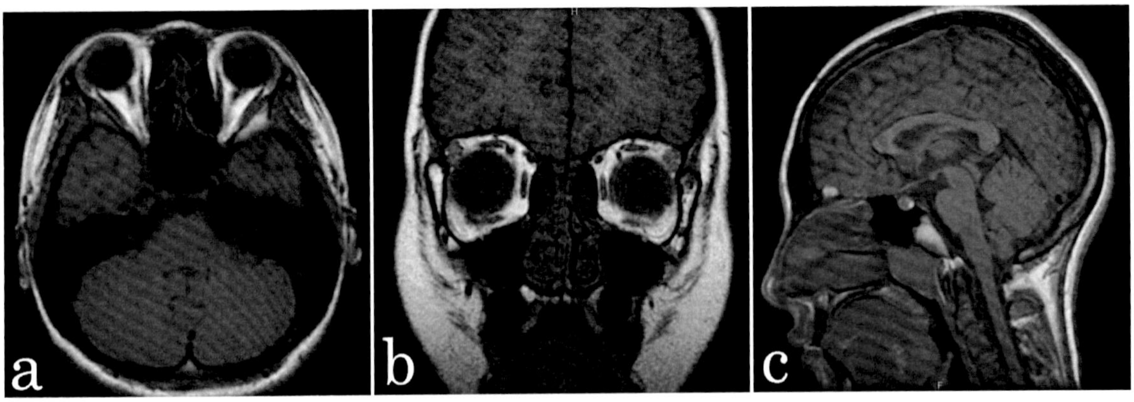

図 3. 撮像方向(MRI 画像)
a：軸位断. 頭蓋内と両眼窩の状態を同時に把握できる.
b：冠状断. トルコ鞍部や眼窩部の病変に有効
c：矢状断. 正中構造の病変に有効

b）外転神経麻痺・滑車神経麻痺

虚血性疾患や頭部外傷が主な原因であり，上記と同様に①各眼運動神経の走行部位である脳幹部～眼窩部と，②頭部ルーチンの MRI を施行する．また，稀ではあるが，脳動脈瘤や脳腫瘍でもきたしうるため，必要に応じて MRI/MRA や造影 CT も考慮する．

c）眼窩先端部症候群・海綿静脈洞症候群など

眼窩先端部や海綿静脈洞での障害では，臨床所見として複合麻痺を認める．原因疾患は炎症や血管障害，腫瘍などのため，MRI 検査が有用なことが多い．炎症性疾患が疑われる場合は，T2 強調画像や STIR 画像，造影 MRI を，動脈瘤などの血管障害が疑われる場合は MRA や造影 CT などを施行する．

d）核間麻痺

内側縦束(medial longitudinal fasciculus；MLF)の障害で認める．病変は脳幹部や小脳であり，脱髄性疾患や脳梗塞，腫瘍などが原因となる．そのため，脳幹部や小脳の MRI 検査が有用である．

e）斜偏位

核上性の障害により前庭系入力の左右不均衡が生じ，上下偏位をきたす．脳幹部や前庭神経核，三半規管などの病変で生じるため，内耳や脳幹部などの MRI 検査を行う．

外眼筋あるいはその周囲の異常による斜視

外眼筋あるいはその周囲の異常による斜視には，強度近視性斜視や甲状腺眼症，眼窩壁骨折などがあり，これらは斜視特殊型の疾患に分類される．これらの疾患では，外眼筋を中心とした眼窩内の画像検査を行う．甲状腺眼症や外眼筋炎など炎症評価が必要な疾患では，CT より MRI のほうが有用である．

1．MRI

a）撮像方法(図 4)

T1 強調画像：外眼筋は低～中等度信号に，眼窩脂肪は高信号に描出される．そのため，外眼筋と眼窩脂肪のコントラストは良好であり，外眼筋の形態評価に有用な撮像方法である．ただし，脂肪抑制をかけた状態で T1 強調画像を撮像すると，外眼筋の良好なコントラストが低下してしまうため，形態評価として T1 強調画像を撮像するときは，脂肪抑制をかけないように注意する必要がある．また，T1 強調画像では水は低信号として描出され，外眼筋における浮腫のコントラストが不良であるため，外眼筋の炎症評価には不向きである．

T2 強調画像：T1 強調画像と同様に，低～中等度信号の外眼筋と，高信号の脂肪組織のコントラストが良好なため，外眼筋の形態の評価に有用である．また T2 強調画像では，水は高信号として描出されるため，外眼筋に浮腫があると，その信号強度が上昇し　罹患筋が他の外眼筋より白くなる．そのため，T2 強調画像は外眼筋の形態だけでなく，炎症も同時に評価できる．

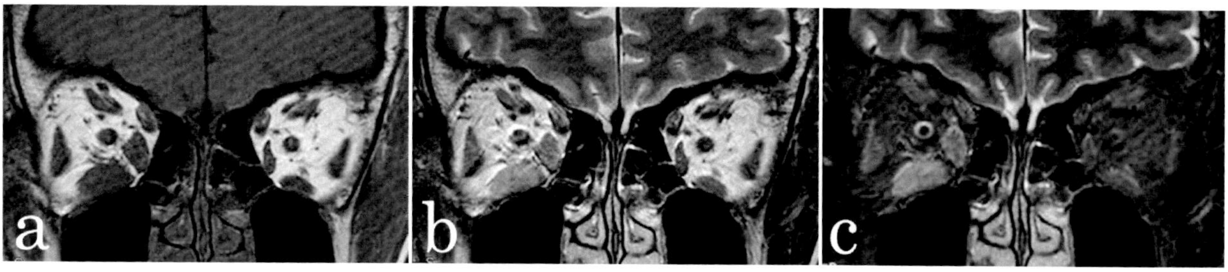

T1 強調画像　　T2 強調画像　　STIR 画像

図 4. 同一患者(甲状腺眼症)に対する各撮像法による MRI 画像
形態評価には，外眼筋と眼窩脂肪のコントラストが良好な T1 強調画像(a)や T2 強調画像(b)が優れている．一方，炎症評価には，組織の浮腫で信号強度が上昇し，罹患筋が他の外眼筋より白くなる T2 強調画像や STIR 画像(c)が有用である．なかでも脂肪抑制画像である STIR 画像は，眼窩脂肪が黒く描出され，外眼筋の炎症による高信号がより目立つため，外眼筋の炎症評価に特に有用である．

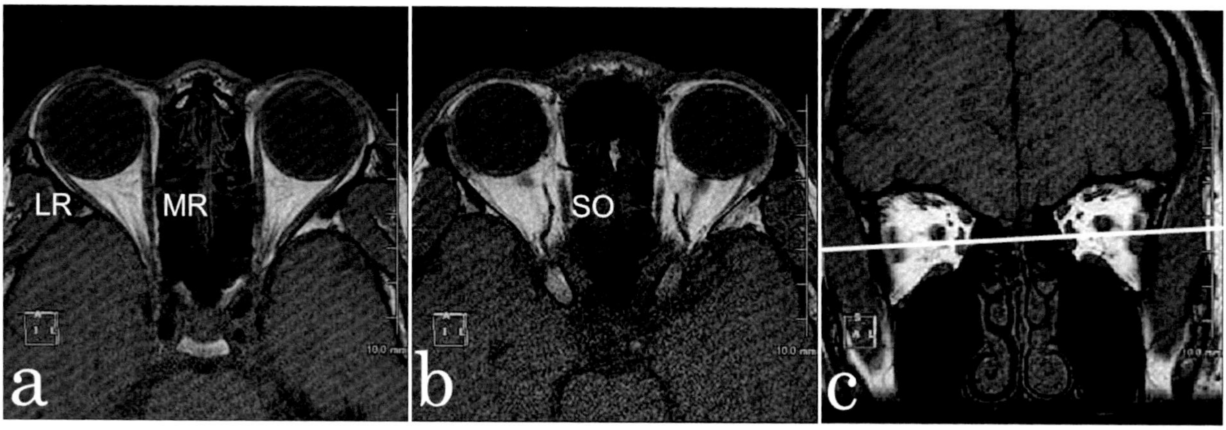

図 5. 軸位断 MRI 画像
a，b：軸位断 MRI．内直筋・外直筋だけでなく，上斜筋の観察が可能
c：冠状断 MRI．軸位断画像で左右を比較するために，左右同じレベルとなるよう断面(実線)を設定する．

STIR(short TI inversion recovery)画像：脂肪抑制画像であるため,眼窩脂肪が黒く描出され，外眼筋の炎症による高信号がより目立つ．外眼筋の炎症評価に特に有用である．ただし，眼窩脂肪と正常外眼筋はともに低信号となるため，形態評価には不向きである．

b）撮像方向

軸位断：内直筋，外直筋と眼窩内壁・外壁の観察ができ，上方スライスでは上斜筋の観察ができる．左右を比較するためには，左右同じレベルで断面を設定する(図 5)．

冠状断：眼窩前部では下斜筋が描出され，球後部では他の複数の外眼筋を同時に観察することができるため，左右の比較の際に有用である．軸位断と同様に，左右同じレベルで断面を設定する(図 6)．

矢状断：上直筋，上眼瞼挙筋，下直筋，眼窩上壁・下壁の観察ができる．撮像するスライスは，頭部に対する矢状断ではなく，眼窩軸に平行な矢状断を選択することで上下直筋の全体を鮮明に描出することができる(図 7)．

c）撮像範囲(field of view；FOV)の設定

FOV とは，画像の一辺あたりの撮像範囲のことで，例えば FOV 200 mm で撮像すると，その MRI 画像の撮像範囲は一辺 200 mm となる．頭蓋内を撮像する FOV の設定のままで眼窩内を撮像すると，小さい組織である眼窩内組織の詳細は分かりにくい．従って，眼窩内の MRI を order する際には，頭蓋内と異なる FOV を設定する必要があり，具体的には FOV 120 mm 前後が適切かと

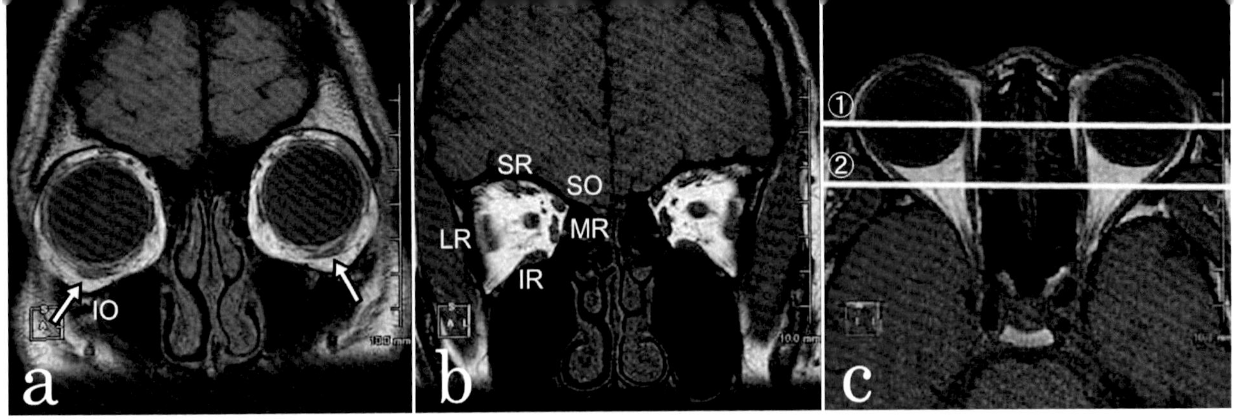

図 6. 冠状断 MRI 画像

a：眼窩前部では下斜筋(IO：矢印)が描出される.
b：球後部ではその他の外眼筋が描出される. SR：上直筋, IR：下直筋, MR：内直筋, LR：外直筋, SO：上斜筋
c：軸位断 MRI. ①画像 a の撮像断面(両眼窩外縁を結ぶ断面). ②画像 b の撮像断面(①に平行で眼球より後方の断面). 冠状画像で左右を比較するために, 左右同じレベルとなるよう断面を設定する.

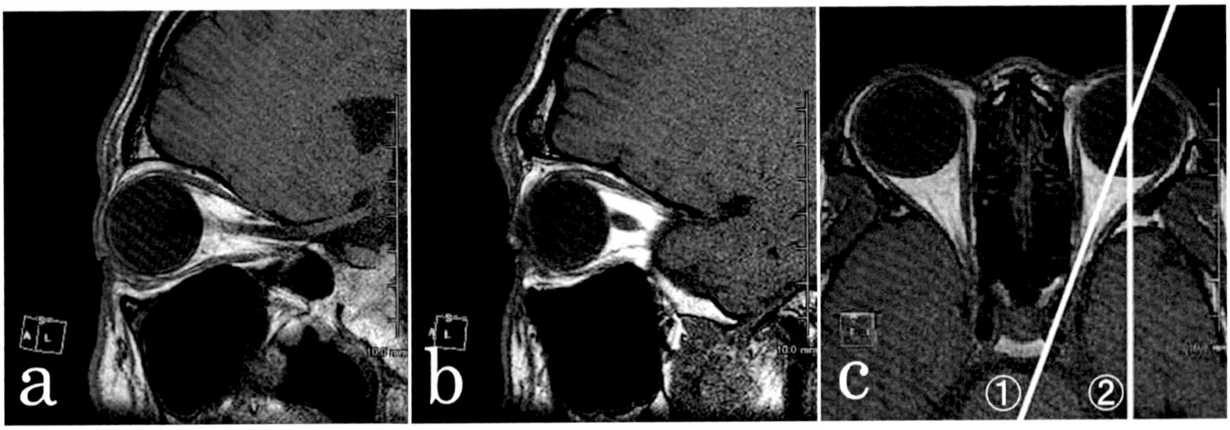

図 7. 矢状断 MRI 画像

a：眼窩軸に対する矢状断画像. 上下直筋は鮮明に描出されている.
b：頭部に対する矢状断画像. 上下直筋の走行とは異なる断面のため, 上下直筋の描出は不鮮明となっている.
c：軸位断 MRI. ①画像 a(眼窩軸に対する矢状断)の撮像断面. ②画像 b(頭部に対する矢状断)の撮像断面

思われる(図 8).

d）スライス厚の設定

厚いスライスでは分解能が下がり小さな組織の描出が困難になる. 一方, あまりに薄いスライスだと組織の信号強度が低下し, S/N(signal/noise)比の低い粗い画像となる(図 9). 従って, 1.5〜3.0 mm 程度までを観察目的に応じて選択する.

2．CT

CT は MRI に比べ外眼筋のコントラストは劣るが, helical CT では画像情報をボリュームデータとして得られるため, そのデータから検査後に任意のスライスを再構成できる利点がある. そのため, MRI と同様に冠状断, 軸位断, 矢状断で眼窩組織の形態観察が可能となる. また, 撮影方法に関しては, 外眼筋や眼窩脂肪の評価には軟部条件を用い, 骨の評価には骨条件を用いる. 撮影方向については MRI と同様である.

3．各疾患とオーダーのプロトコールの例

a）強度近視性斜視

眼軸の延長のため眼球後部が筋円錐内から脱臼する. そのため画像検査では, 外直筋は下方に, 上直筋は鼻側に偏位し, 長眼軸の眼球後部が外直筋と上直筋の間から筋円錐外へ脱臼している所見を認める(図 10)[1)〜3)]. MRI または CT による外眼

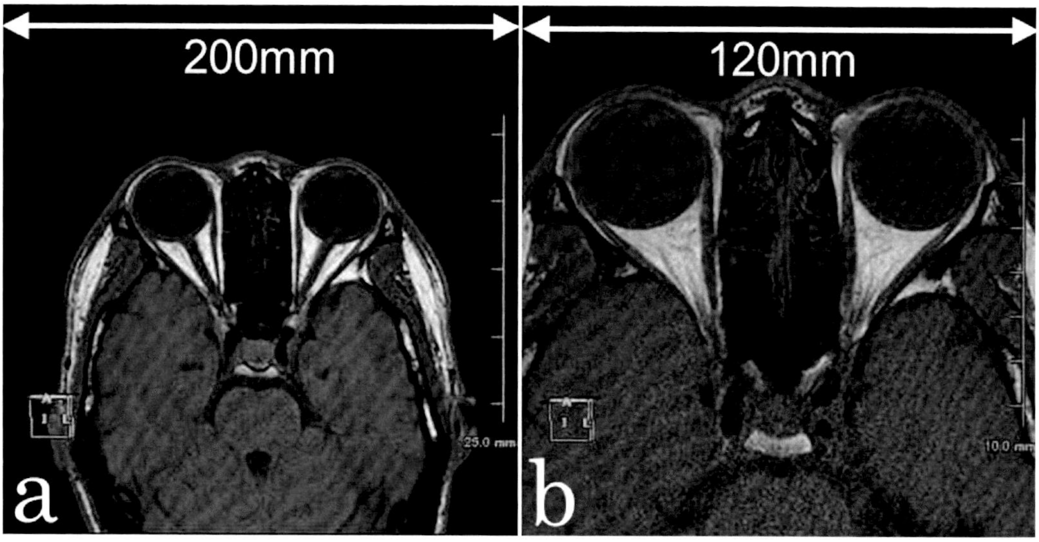

FOV 200 mm の MRI 画像　　　　FOV 120 mm の MRI 画像

図 8. 撮像範囲(field of view；FOV)の設定
FOV 200 mm では頭蓋内全体の評価は可能だが，像は小さくなり，眼窩の詳細な観察が困難．一方，FOV を 120 mm に設定すれば，眼窩内をより詳細に観察することができるため，精査する目的部位の観察に適した FOV を設定することが重要である．

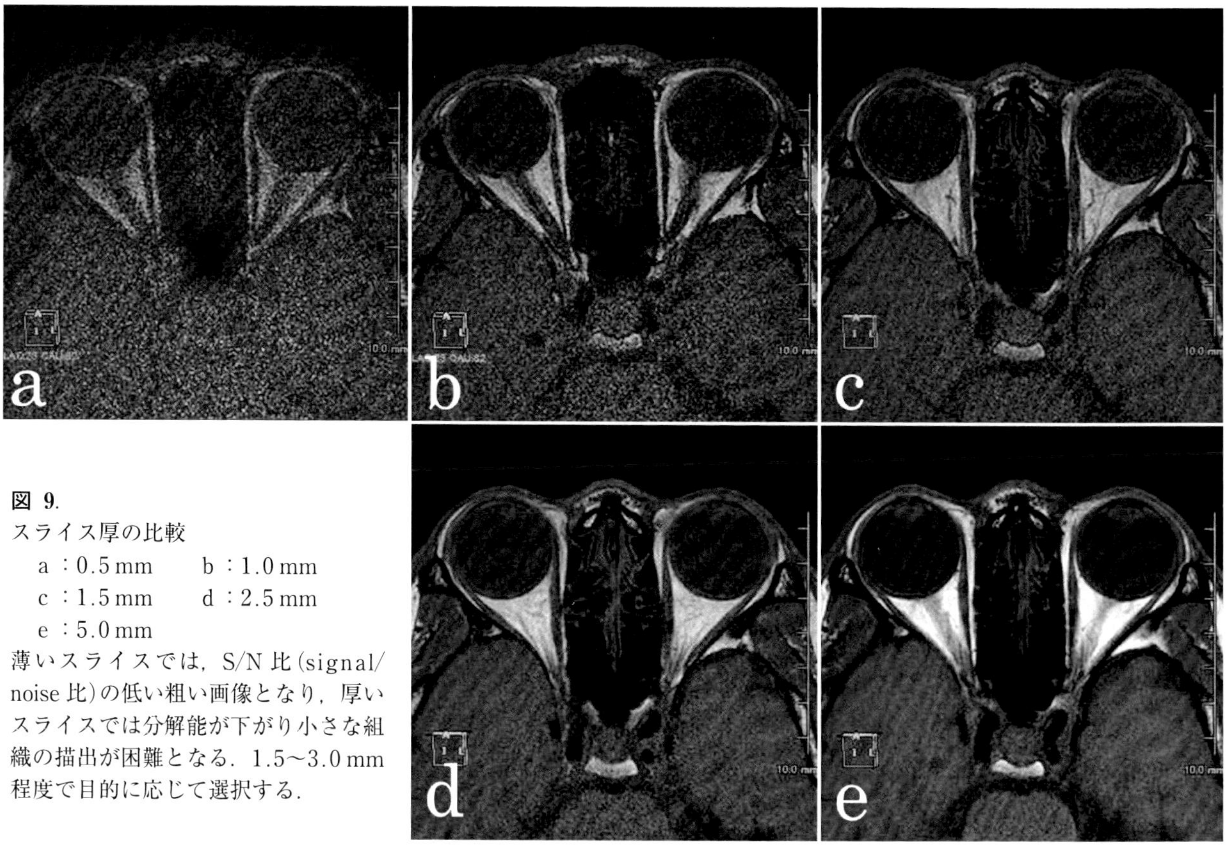

図 9.
スライス厚の比較
a：0.5 mm　　b：1.0 mm
c：1.5 mm　　d：2.5 mm
e：5.0 mm
薄いスライスでは，S/N 比(signal/noise 比)の低い粗い画像となり，厚いスライスでは分解能が下がり小さな組織の描出が困難となる．1.5～3.0 mm 程度で目的に応じて選択する．

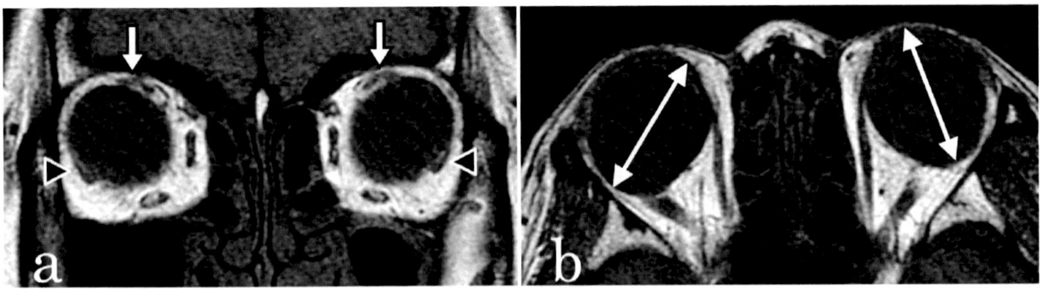

図 10. 強度近視固定性内斜視(MRI, T1 強調画像)
a：冠状断．外直筋(矢尻)は下方に，上直筋(矢印)は鼻側に偏位し，眼球後部が筋円錐内から脱臼している．
b：軸位断．眼軸(両矢印)の延長を認める．

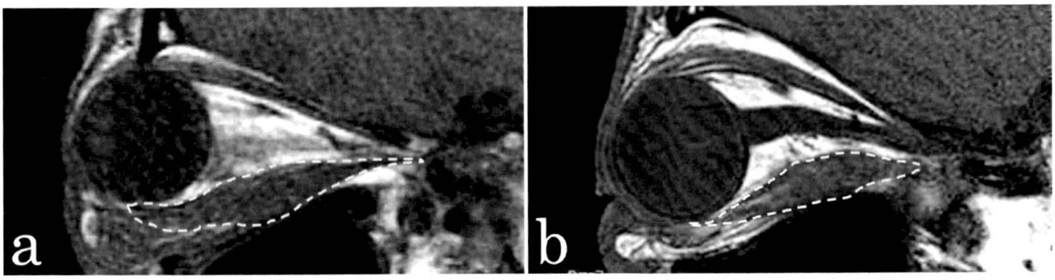

図 11. 外眼筋炎(a)と甲状腺眼症(b)における外眼筋腫大(MRI 画像)
a：矢状断 T1 強調画像．罹患筋である下直筋は筋腹だけでなく，筋付着部まで腫大が及んでいる．
b：矢状断 T1 強調画像．罹患筋である下直筋の筋付着部は腫大を認めず，筋腹のみが主に腫大している．

筋の形態観察が有用．軸位断で眼軸の延長，冠状断で眼球後部が筋円錐内から脱臼していることを確認する．

撮像条件(MRI)：T1 強調像(または T2 強調像)を脂肪抑制なしで，軸位断および冠状断を撮像．

撮影条件(CT)：軟部条件で軸位断および冠状断を撮影．

b）甲状腺眼症

眼窩の炎症性疾患であり，眼球突出や眼瞼腫脹，結膜充血などを認める．また罹患した外眼筋は炎症性腫大をきたし，眼球運動障害を生じる．従って，甲状腺眼症の画像検査は，外眼筋を中心に炎症と腫大を評価する必要があるため，MRI での評価が有用である(図 4)[3)～9)]．

撮像条件(MRI)：①形態評価には，T1 強調画像(または T2 強調画像)を脂肪抑制なしで，冠状断・軸位断・矢状断(眼窩軸に平行のスライスで)の眼窩 3 方向，②炎症評価には，STIR 画像で眼窩冠状断を撮像する．

c）外眼筋炎

外眼筋の炎症のため，罹患した外眼筋は炎症性に腫大する．MRI または CT で腫大した外眼筋を確認する．外眼筋が炎症性に腫大するという点では，甲状腺眼症と類似の病態であるが，外眼筋炎では筋腹だけでなく，筋付着部まで腫大が及んでいるのに対し，甲状腺眼症では筋付着部の腫大は軽度であり，筋腹が主に腫大する点が，鑑別の際に有用となる(図 11)．

撮像条件(MRI)：甲状腺眼症の条件と同様．

d）IgG4 関連疾患

IgG4 関連疾患とは，高 IgG4 血症を伴い，多臓器に IgG4 陽性形質細胞が浸潤する疾患であり，眼窩領域においては，涙腺や唾液腺，外眼筋，三叉神経分枝などの腫大を認める[10)11)]．臨床症状として，外眼筋の腫大により眼球運動障害・斜視を認めることもあるが，著明な外眼筋の腫大の割に眼球運動障害は乏しい点が特徴的である．また，画像所見上も，著明な外眼筋の腫大にも関わらず，他の外眼筋の炎症性疾患と比較して罹患筋の信号

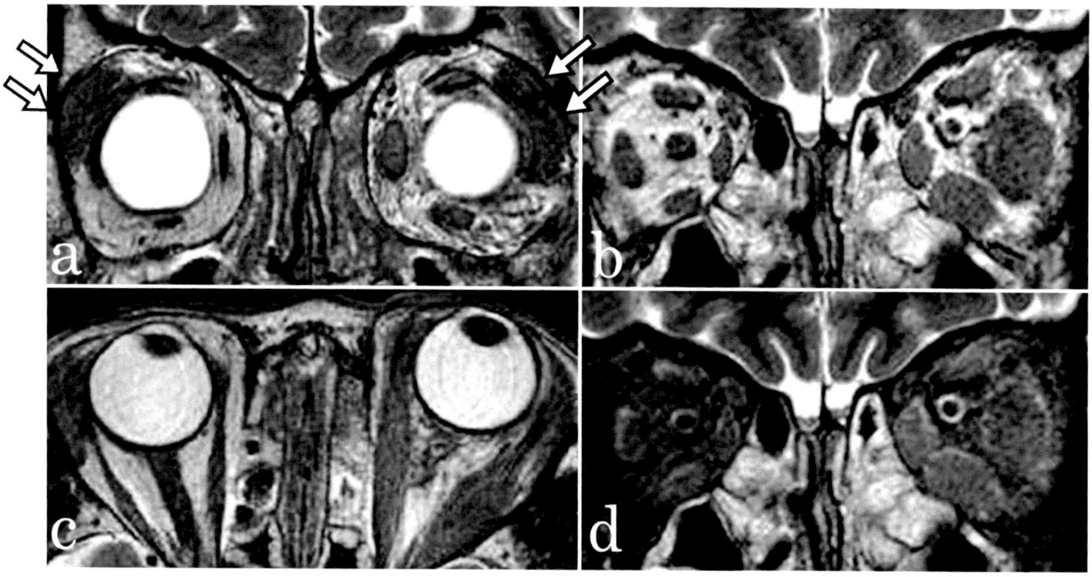

図 12. IgG4 関連疾患(MRI 画像)

a：冠状断 T2 強調画像．両涙腺(矢印)の腫大を認める．

b，c：冠状断 T2 強調画像(b)と矢状断 T2 強調画像(c)．左眼の各外眼筋に著明な腫大を認める．

d：冠状断 STIR 画像．左眼外眼筋の信号強度の亢進を認める．ただし，甲状腺眼症などと比較して，信号強度の亢進は軽度である．

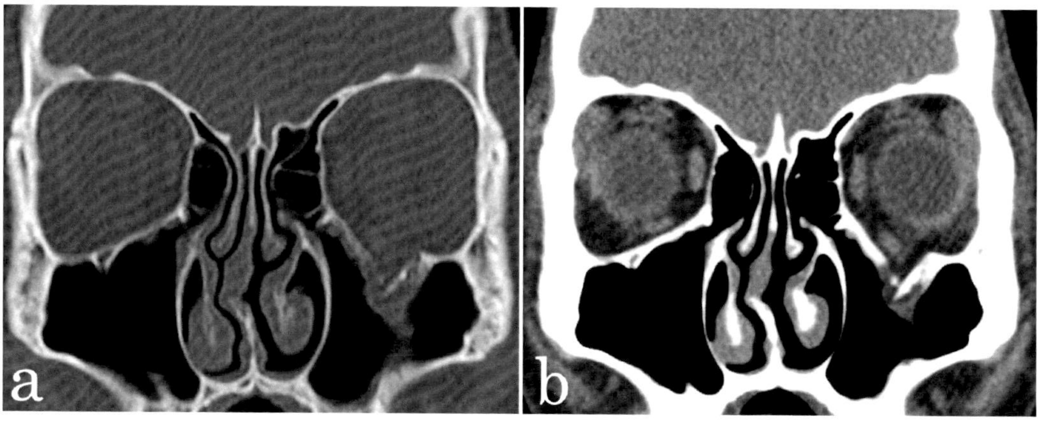

図 13. 左眼窩下壁骨折(CT 画像)

骨条件より軟部条件の画像のほうが眼窩内組織の評価には適している．本症例では，左眼窩下壁骨折により左下直筋が下方に偏位している．

強度の上昇は軽度である(図 12)．涙腺や唾液腺の腫大も他の外眼筋の炎症性疾患との鑑別診断のポイントとなるため，画像検査を行う際にはそれらの部位も含めて精査を行う．

撮像条件(MRI)：甲状腺眼症の条件と同様．

e）眼窩壁骨折

眼窩への鈍的外傷のため，主に眼窩下壁や内壁が骨折し，眼窩脂肪および外眼筋が副鼻腔内に脱出するため，眼球運動障害を生じる．画像診断では，炎症の評価は不要であるため，CT で検査可能である(図 13)．骨折の評価には，骨条件での撮影が有用であるが，眼窩脂肪や外眼筋の状態の把握には軟部条件が有用なため，骨条件だけでなく，軟部条件での撮影も依頼する点に留意する．一方，MRI で撮像する場合は，脂肪の状態を把握するために脂肪抑制をかけないように注意する．また，高エネルギー外傷の症例では，眼窩内だけでなく，頭蓋内も含めた画像診断を行う．

撮影条件(CT)：冠状断・軸位断・矢状断(眼窩軸に平行のスライスで)の3方向を撮影し，骨条件および軟部条件の両方で評価．高エネルギー外傷では，頭蓋内スクリーニングも追加．

撮像条件(MRI)：T1強調像(またはT2強調像)を脂肪抑制なしで，冠状断・軸位断・矢状断(眼窩軸に平行のスライスで)の3方向を撮像．高エネルギー外傷では，頭蓋内スクリーニングも追加．

f）眼窩腫瘍

筋円錐内・外または副鼻腔内の疾患により斜視や眼球運動障害を生じる．そのため，画像検査では副鼻腔の範囲も含めて精査する．

撮影条件(CT)：冠状断・軸位断・矢状断(眼窩軸に平行のスライスで)の3方向を撮影し，骨条件および軟部条件の両方で評価．

撮像条件(MRI)：T1強調像(またはT2強調像)を脂肪抑制なしで，冠状断・軸位断・矢状断(眼窩軸に平行のスライスで)の3方向を撮像．

CT・MRIともに必要に応じて造影剤による精査を行う．

文　献

1) Yokoyama T, Tabuchi H, Ataka S, et al：The mechanism of development in progressive esotropia with high myopia. Transactions of the 26th meeting(de Faber JT, ed), European Strabismological Association, Barcelona, Swets & Zeitlinger, pp. 218-221, 2000.
2) Aoki Y, Nishida Y, Hayashi O, et al：Magnetic resonance imaging measurements of extraocular muscle path shift and posterior eyeball prolapse from the muscle cone in acquired esotropia with high myopia. Am J Ophthalmol, **136**(3)：482-489, 2003.
3) Yamaguchi M, Yokoyama T, Shiraki K：Surgical procedure for correcting globe dislocation in highly myopic strabismus. Am J Ophthalmol, **149**(2)：341-346, 2010.
Summary　冠状断MRI画像を用いて，強度近視性斜視を有する患者群(21例36眼)と対照群(27例27眼)の脱臼角を計測．治療前の患者群の脱臼角は対照群より大きくなっていた．また，患者群のうち上外直筋連合術治療後の症例(14例23眼)では，治療後の脱臼角は治療前と比較して改善していた．
4) Bailey CC, Kabala J, Laitt R, et al：Magnetic resonance imaging in thyroid eye disease. Eye(Lond), **10**(5)：617-619, 1996.
5) Mayer E, Herdman G, Burnett C, et al：Serial STIR magnetic resonance imaging correlates with clinical score of activity in thyroid eye disease. Eye(Lond), **15**(3)：313-318, 2001.
6) Nishida Y, Tian S, Isberg B, et al：MRI measurements of orbital tissues in dysthyroid ophthalmopathy. Graefes Arch Clin Exp Ophthalmol, **239**(11)：824-831, 2001.
7) Mayer EJ, Fox DL, Herdman G, et al：Signal intensity, clinical activity and cross-sectional areas on MRI scans in thyroid eye disease. Eur J Radiol, **56**(1)：20-24, 2005.
8) Yokoyama N, Nagataki S, Uetani M, et al：Role of magnetic resonance imaging in the assessment of disease activity in thyroid-associated ophthalmopathy. Thyroid, **12**(3)：223-227, 2002.
9) Higashiyama T, Nishida Y, Morino K, et al：Use of MRI signal intensity of extraocular muscles to evaluate methylprednisolone pulse therapy in thyroid-associated ophthalmopathy. Jpn J Ophthalmol.(in press)
10) Higashiyama T, Nishida Y, Ugi S, et al：A case of extraocular muscle swelling due to IgG4-related sclerosing disease. Jpn J Ophthalmol, **55**(3)：315-317, 2011.
11) Sogabe Y, Ohshima K, Azumi A, et al：Location and frequency of lesions in patients with IgG4-related ophthalmic diseases. Graefes Arch Clin Exp Ophthalmol, **252**(3)：531-538, 2014.
Summary　眼部病変の病理診断によりIgG4関連眼疾患と診断された65例のうち，病変が涙腺にのみ認められたのは31例(47.7%)であり，涙腺腫大のない症例も含め，涙腺以外の病変を認めた症例は34例(52.3%)であった．涙腺以外の病変は，三叉神経分枝腫大25例(38.5%)，外眼筋腫大16例(24.6%)などを認め，IgG4関連眼疾患は涙腺以外にも病変を多く生じていた．

MB OCULI. No. 25 : 37－41, 2015

◎特集／斜視診療のコツ

間欠性外斜視

OCULISTA

大野明子*

Key Words： 間欠性外斜視(intermittent exotropia)，近視(myopia)，コクランレビュー(Cochrane review)

Abstract：間欠性外斜視は日本で最も頻度の高い斜視であり，眼科医であればしばしば遭遇する疾患である．診断は比較的容易で，治療術式も決して難易度の高いものではないので，多くの先生方に治療していただけるものと思われる．一方で，他の共同性斜視と同様に間欠性外斜視の原因は不明であるし，いまだに自然経過についての情報も不十分で，長期予後まで配慮した手術方法を選択しようとするとエビデンスに基づいた決定はできないのである．現在，間欠性外斜視について分かっていることとその限界を把握して患者に不利益のないよう最善を尽くすしかないと考える．

日本で最も多い斜視

外斜視の多くが間欠性外斜視であるが，日本においては内斜視などを含めたすべての斜視のなかでも最も頻度が高い．日本のみならず，アジアでは間欠性外斜視の頻度が高く，近視の多い国で多くみられる．間欠性外斜視の患者には近視が多いということも集団ベースの研究で分かっており，間欠性外斜視と近視に密接な関係があることに間違いはないが，その機序は現在のところ不明である．一方，頻度は少ないが遠視で間欠性外斜視の患者もいる．

斜視を専門とする眼科医でなくとも日常診療でしばしば間欠性外斜視に遭遇するので，間欠性外斜視について眼科医ならだれでも正しいアドバイスができる必要がある．視力が低下する疾患ではないため，「治療する必要はない」「手術は複視が起こる可能性があるのでやめたほうがよい」といった必ずしも適切ではない指導が行われがちである．特に高齢者は本人も諦めていて，眼科を受診しても眼位のことを相談しないこともあり，眼科医から外斜視の治療を提案するとよいケースもある．間欠性外斜視を初めて指摘された患者やその家族には，珍しい斜視ではないこと，視力を失うものではないことをまず説明し，安心してもらってから詳細の説明にうつるとよいだろう．ただし，間欠性外斜視についての正確な説明はかなり難しい．2013年のコクラン研究所のまとめによると，間欠性外斜視の正確な疫学は不明で，他の共同性斜視と同様に明確な病因も不明である．自然経過についての情報も欠如しているが，現在アメリカで多施設調査が行われていて，2015年以降の発表が待たれる．

診　断

通常1歳以降に発症し，小児の場合は，目の位置がおかしいことがあると親が気づいて来院することが多い．眠いときや泣いたときに目の位置がおかしくなるという訴えが最も多く，眩しがる，片目をよくつぶるといった訴えも間欠性外斜視でしばしば聞かれるものである．成長すると，眼位が変動する際の複視の自覚，目の疲れ，写真や鏡を見たときの自分の眼位を気にして受診することが多い．高齢者では以前からたまにあった眼位異

* Akiko OHNO，〒183-8524　府中市武蔵台2-8-29　東京都立多摩総合医療センター眼科

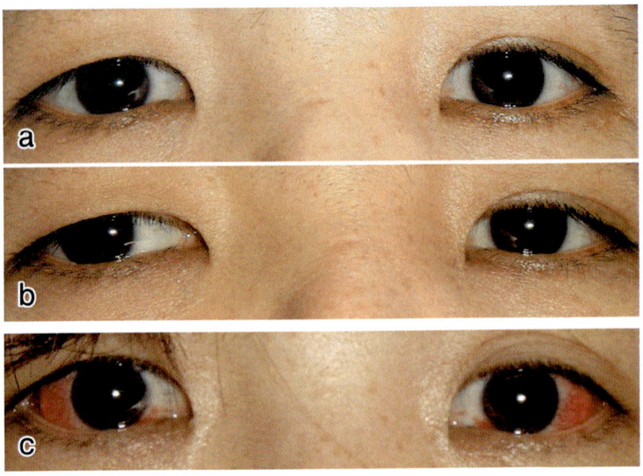

図 1.
a，b：治療前の間欠性外斜視．a は正位，b は外斜視となっている．
c：両眼の外直筋後転術の術後 6 日目

常が自分で戻せなくなった，悪化しているという訴えが多い．外斜視の状態を，角膜が「外に寄っている」という意味で「目が寄っています」と問診票に記入されることもあるが，この表現は眼科医には内斜視を連想させるものなので，よく話を聞いて誤解のないようにする必要がある．室外で遠方を見たときのみ外斜視となることもあり，診察室内の様子でのみ決定するのは危険である．家族や本人の訴えをよく聞き出す必要があるし，写真も参考になる．片目をつぶる，眩しがるといった訴えも写真で確認できる．

診断は比較的容易で，眼球運動に制限がなく，共同性（右眼固視と左眼固視で斜視の角度に差がない）で，眼位が正位と外斜視のときの両方（図 1）が確認できれば間欠性外斜視である．ただし，斜視角に動揺があるときは，核間麻痺や重症筋無力症のこともあるので注意が必要である．また，斜位のことが多いと間欠性外斜視と判断しにくいが，臨床ではこうしたケースは少なくとも手術治療の必要はないので，様子をみてよいだろう．

間欠性外斜視の重症度の判断は，まず斜視角と斜視になる頻度で考える．また，遠見と近見それぞれでの両眼視と立体視の情報も有用である．斜視角と両眼視，立体視は検査の値から比較的客観的な判断が可能であるが，外斜視の頻度を数値化することは現在のところ不可能である．斜視角が

表 1．間欠性外斜視の分類（遠見・近見での斜視角から分類）

1．基礎型：近見斜視角と遠見斜視角がほぼ等量
2．開散過多型：近見斜視角＜遠見斜視角
見かけ上の開散過多型
真の開散過多型
3．輻湊不全型：近見斜視角＞遠見斜視角

大きいと眼位のコントロールがつきにくいというものではない．患者や家族に様子を聞いたり，視能訓練士，看護師，医師の判断を記載したりして情報を集めるほかない．診察室では，患者は緊張し，比較的近くを見ている条件となるので，斜視の状態になりにくい．診察で医師と対面しているときに外斜視の状態が多い場合は，それだけで外斜視の頻度が高いと判断できる．

間欠性外斜視の分類

間欠性外斜視であると診断がついたら，さらに分類を考える．治療の難易度が異なってくるので，分類を把握しておくのは重要である．

まず，斜視角は遠見と近見でそれぞれ測定し，その値に 15 プリズム以上の差があるかないかで 3 つのタイプに分類できる．遠見と近見の斜視角がほぼ同等であれば「基礎型」に分類され，斜視の手術量も決めやすい．遠見の斜視角が近見の斜視角よりも 15 プリズム以上大きい場合は，「開散過多型」に分類されるが，このなかには，近見斜視角が輻湊の影響で小さく測定されているものが混ざっている．その場合は完全矯正に＋3 D 追加した状態で近見斜視角を測定し直し，近見斜視角が大きくなれば「見かけ上の開散過多型」，やはり近見斜視角が小さいなら「真の開散過多型」となる．「真の開散過多型」が稀で，治療が難しい．逆に遠見の斜視角が近見の斜視角よりも 15 プリズム以上小さい場合は「輻湊不全型」に分類される（表 1）．

次に，眼球運動の異常を伴っているかどうかも判断しておく必要がある．眼球運動を観察したり，9 方向の大型弱視鏡での眼位測定を行ったりして判断するが，眼球運動の写真を撮影しておくと有用である．まず，下斜筋過動症があるかどうかをみるために側方視させ，内転するほうの目が上転

しないかどうかに注目し，左右それぞれについて判断する．下斜筋過動の動きが確認されたら，上転の仕方によって程度を判断する．上方視と下方視で斜視角が異なる場合は，その眼球運動をアルファベットの形で表現して，A型もしくはV型斜視と呼ぶ．上方視で斜視角が下方視よりも15プリズム以上大きい場合はV型，下方視で斜視角が上方視よりも10プリズム以上大きい場合はA型と判断する．

網膜対応は正常対応と二重対応の2つがある．大型弱視鏡で他覚的斜視角と自覚的斜視角が一致していれば正常対応，一致しないものを二重対応とする．

「基礎型」もしくは「見かけ上の開散過多型」で眼球運動異常を伴わない間欠性外斜視は，初心者にとっても手術計画が立てやすく，それ以外の場合は慎重な判断を要する．

手術以外の治療方法

現在のところ，確実に間欠性外斜視の眼位を矯正できる治療方法は手術だが，手術に踏み切る前に行うこととして以下のようなことが考えられる．

1．近視矯正

間欠性外斜視に近視がみられる場合，まず近視の矯正を行う．完全矯正の眼鏡装用を勧める．眼鏡使用にて間欠性外斜視が治癒するものではないが，斜視の頻度が減ることがある．先に述べた近視の間欠性外斜視の関係に注目して，調節性輻湊を誘発するため完全矯正よりも強い過矯正の近視眼鏡を装用させるというアイディアもあるが，十分なエビデンスはなく，ただでさえ近視が進行しやすいとされる間欠性外斜視の患児の近視をより進行させる懸念もある．

2．遠視矯正

軽度の遠視で裸眼視力が良好であればよいが，+2.5Dを超える遠視の場合はやはり屈折矯正を行ったほうが間欠性外斜視の頻度を減らすためにも有効である．不同視弱視などが合併している場合は，弱視治療を斜視治療よりも先に行う．

3．原疾患の治療

近視や遠視の屈折矯正を先に行うのと同じ理屈で，白内障など視力低下の原疾患がある場合は，間欠性外斜視の手術前に治療したほうがよいであろう．

4．視能訓練

視能訓練には運動面の訓練と感覚面の訓練とがある．運動面の訓練とは輻湊近点が近い場合に輻湊の練習をさせる方法である．効果の程度には疑問があるが，悪影響のある方法ではなく，家庭でなにかしたいという希望があれば勧めてよいだろう．感覚面の訓練としては，抑制除去訓練や生理的複視の認知訓練が報告されており，筆者も斜視の頻度が減ったという症例を経験したことがあるが，抑制除去訓練を受けたことのある間欠性外斜視の患者が斜視の手術後に眼位が改善しても複視を訴えることがあることが分かってきている．そのため現在は感覚面の訓練は行っていない．

5．プリズム

プリズム眼鏡は眼精疲労の訴えのある成人に処方されることがある．輻湊不全型の高齢者の近用眼鏡に基底外方のプリズムを組み込むとよい場合がある．斜視そのものの治療に有効というものではない．

手術適応と手術の時期

間欠性外斜視は眼位の良いときもあり，眼位の良いときは両眼視機能も良好であるし，視力を障害することのない疾患であるため手術適応の決定が非常に難しい．また術後の再発，眼位の戻りという現象が起こることが多い．間欠性外斜視は斜視のなかでは最も軽症の疾患といえるが，治療は決して簡単ではないのである．

手術の時期，最も効果的な術式についてエビデンスに基づく明快な回答はない．また小児の場合は安全に手術を施行するためには全身麻酔が必要であり，喘息など全身麻酔をためらうような全身疾患がある場合には手術時期を局所麻酔で行える年齢まで遅らせたほうがよいであろう．4歳未満では斜視角の測定など十分な術前検査を正確に行うのは難しい．一方，外斜視が目立つ場合は就学前に手術をしておくことを勧めることも多い．

本来は病状を正確に把握し，重症度に応じて手術を決めたいが，間欠性外斜視の病状把握は困難である．ニューカッスルコントロールスコアは間欠性外斜視の眼位のコントロール状態を評価する方法として考えられたもので，自宅での保護者の観察と診察室での観察を点数化したものである．外斜視の時間が半分以上あるなら手術適応であるという判断方法もある．遠見の立体視が不良になったときや近見の立体視は悪化したときを手術適応と考える方法もある．学校などで周囲に指摘されるか，本人が眼位のことを気にしているかといった社会的要素も考慮する．

斜位近視：間欠性外斜視の眼位を正位に持ち込むときに輻湊性調節が過剰に働くために起こる近視のことで，具体的には「しっかり見ようとすると，ふっと見えなくなる」と表現される．成人の間欠性外斜視の患者にはこの現象がしばしば起こる．斜位近視をはっきり自覚する人に屈折矯正で対応することは不可能であり，この状態は斜視手術の明らかな適応である．

間欠性外斜視に眩しがる，片目をつぶるという症状があることを述べたが，こうした症状は手術後に眼位が良くなっても残ることがあり，手術で消失することを過剰に期待させてはいけない．

術　式

検査の際に最大斜視角を検出し，それを基に手術量を決定する必要がある．しかし，「真の開散過多型」と「輻湊不全型」では，遠見時と近見時の斜視角の平均値を採用したり，少ないほうの斜視角を採用したりする．また，高齢者では手術への反応が強いことが知られている．高齢者の間欠性外斜視の手術の場合は，「現状よりも良くなるが，経過の長い斜視なので初回は控えめに手術を行う．術後に追加が必要になる可能性は高い」とお話しておくとよい．測定に複数のプリズムが必要になるような大角度の斜視では，特に1回で正位に持ち込もうとする必要はないだろう．長期間大角度の斜視に悩んでいた患者は，ある程度の斜視が術後に残存しても「見やすくなった」「家人も目が合いやすくなったと喜んでいる」と好意的にとらえることが多い．斜視角が小さくなればより正確に定量できるようになるので，希望があれば追加手術を行う．

最大斜視角の検出は検者の技量による部分もあり，工夫が必要である．医師と視能訓練士の連携が重要となる．具体的にはカバーの回数を多めにし，小さな視標を用いしっかりと融像を崩すとよい．40分程度片眼をアイパッチで隠してから眼位測定するのも良い方法である．

現在間欠性外斜視に一般的に用いられる術式は，両眼の外直筋後転術，もしくは片眼の内直筋短縮術と外直筋後転術の併用の2種類である．米国では両眼の外直筋後転術が選択されることが多く，欧州では内直筋短縮術と外直筋後転術の併用が多いようである．遠見に比して近見での眼位ずれが大きい場合に内直筋短縮が含まれる術式にすると効果的であるという意見もあるが，これもエビデンスはない．下斜筋過動症を合併している場合は，下斜筋減弱術を同時に行ったり，A型やV型の眼球運動異常を伴う場合は，後転術や短縮術を行う際に眼筋の強膜への縫着部位を眼球の上方もしくは下方へ移動させたりという対応方法がある．一方で，初回手術では素直に水平斜視のみを治療しても，術後の経過観察で上下斜視が減少することもよく経験されることであり，まずは水平斜視の治療のみを目標とした術式を選択してもよいだろう．

術式の詳細，例えば筋の移動量は左右対象となるようにするべきなのか，片眼手術は優位眼に行うとよいのか，非優位眼に行うとよいのかといった課題には結論が得られていない．両眼手術は日帰りで行いにくいなど，術後の患者の状態も術式選択の際に配慮する．術後の眼位の戻りに配慮して，術直後に軽く内斜視になるように手術するという考えもあるが，複視を生じうるためこの方法を採用しない術者も少なくない．最低限の局所麻酔下に手術を行い，終了前に眼位を確認して手術量を補正したり，筋の縫合を手術終了後に行うアジャスタブル手術を行って術量の精度を上げようとしたりする努力もなされている．

手術量は，斜視手術の教科書に眼位に応じた表が載っているので参考にできるが，術式の影響を受けるので，できれば実際に手術を教わった人が用いている手術量を参考にして決めるのがよい．テノン嚢の処理，手術量の測定のタイミング，測量時の筋の持ち方など教科書からは必ずしも読み取れない術式の特徴が手術量と術後成績に影響すると推量されるからである．欧米の教科書の手術量の表に記載された数値に違和感をもつことがあるのもこうした要素があるためであろう．手術経験が多くなれば，術者独自に手術量を決定してよい．手術量が多過ぎると眼球運動障害をきたすので配慮が必要である．成人の大角度の間欠性外斜視の場合手術量も大きくなりやすい．前もって説明しておけば，術後の側方視時の軽度の眼球運動制限は受け入れられるものである．

術後の合併症として頻度は低いものの，同じ眼球に同時に複数の筋の手術をすると前眼部虚血を起こしうる．一度の手術で直筋の手術は2筋以下にしたほうがよいとされ，間欠性外斜視の手術計画では通常問題にならない．しかし，高齢者，眼手術の既往のあるもの，眼窩放射線治療歴のあるものでは前眼部虚血のリスクが高くなるので，念のため，手術を1眼に1筋ずつ行うとよいと考える．

まとめ

間欠性外斜視は日本では最も多くみられる斜視で，斜視のなかでも軽症のものである．治療方法はまだ確立されたものがない．

近視などの屈折異常を矯正しても眼位異常が目立つ場合は手術治療を勧める．手術を強制する必要はないし，手術時期は患者や家族の希望をなるべく聞いてよいが，手術以外の治療法はないといってよい．

術前には眼位の戻りなど術後に起こりうることを説明し，麻酔方法や年齢など配慮して術式を選択する．

文　献

1) Hatt SR, Gnanaraj L：Interventions for intermittent exotropia (Review). The Cochrane Library 2013, Issue 5.
2) Chia A, Roy L, Seenyen L：Comitant horizontal strabismus：an Asian perspective. Br J Ophthalmol, **91**：1337-1340, 2007.
3) Ekdawi NS, Nusz KJ, Diehl NN, et al：The Development of Myopia Among Children with Intermittent Exotropia. Am J Ophthalmol, **149**(3)：503-507, 2010.
4) Joyce KE, Beyer F, Thomson RG, et al：A systematic review of the effectiveness of treatments in altering the natural history of intermittent exotropia. Br J Ophthalmol, 2014, June. epub.
5) Wright KW：斜視弱視カラーアトラス，シュプリンガー・ジャパン，2009.
6) 大鹿哲郎(監)：眼手術学 3 眼筋・涙器，文光堂，2014.

好評書籍

超アトラス 眼瞼手術
—眼科・形成外科の考えるポイント—

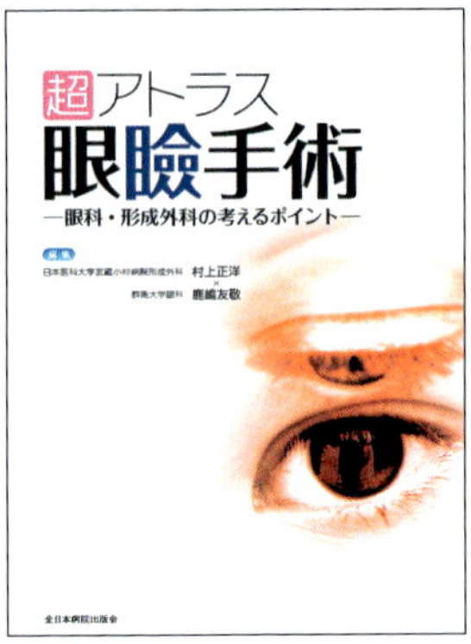

編 集 日本医科大学武蔵小杉病院形成外科 **村上正洋**
群馬大学眼科 **鹿嶋友敬**

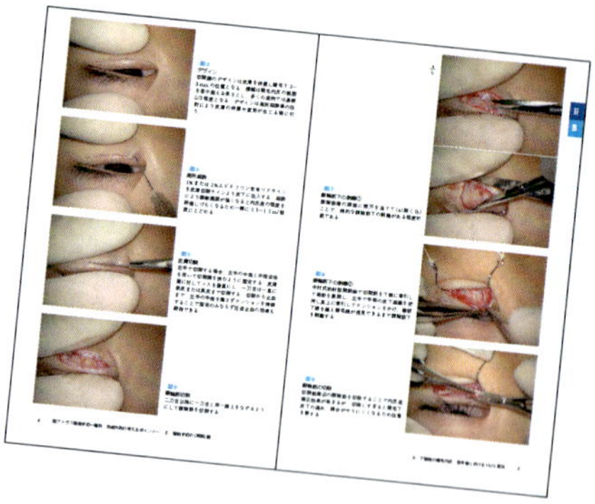

B5 判／オールカラー／258 頁／定価 本体 9,800 円＋税
2014 年 10 月発行

形成外科と眼科のコラボレーションを目指す，意欲的なアトラスが登場！眼瞼手術の基本・準備から，部位別・疾患別の術式までを盛り込んだ充実の内容．計 786 枚の図を用いたビジュアルな解説で，実際の手技がイメージしやすく，眼形成の初学者にも熟練者にも，必ず役立つ 1 冊です．

目 次

全日本病院出版会
〒113-0033 東京都文京区本郷 3-16-4 Tel:03-5689-5989
http://www.zenniti.com Fax:03-5689-8030
お求めはお近くの書店または弊社ホームページまで！

MB OCULI. No. 25：43－50, 2015

◎特集／斜視診療のコツ

調節性内斜視

OCULISTA

四宮加容*

Key Words： 調節性内斜視(accommodative esotropia)，屈折性調節性内斜視(refractive accommodative esotropia)，部分調節性内斜視(partially accommodative esotropia)，非屈折性調節性内斜視(non-refractive accommodative esotropia)，アトロピン(atropin)

Abstract： 遠視を打ち消すために調節を働かせ，それによる調節性輻輳が起こるため内斜視になるのが調節性内斜視である．発症は 1.5～3 歳が多い．アトロピンを使用した屈折検査を行い，遠視の完全矯正を行う．遠見も近見も眼位が 10 pd (prism diopter) 未満に矯正されるものが屈折性調節性内斜視で，完全矯正眼鏡を装用して経過観察する．10 pd 以上の内斜視が残るものが部分調節性内斜視で，完全矯正眼鏡を装用させても残余斜視角が大きければ手術を行う．高 AC/A 比によって近見時に内斜視になる非屈折性調節性内斜視は二重焦点眼鏡または累進屈折力眼鏡を使用する．調節性内斜視は成人になっても眼鏡が必要なことが多く，長期の経過観察が必要である．

調節性内斜視とは

調節性内斜視とは，遠視があるために起こった内斜視である．すなわち遠視を打ち消すために調節を働かせ，それによる調節性輻輳が起こるため内斜視になる．

調節性内斜視は，以下の 3 種類に分類される．遠視の完全矯正により遠見も近見も眼位が 10 pd (prism diopter) 未満に矯正されるものを屈折性調節性内斜視 (refractive accommodative esotropia)，遠視を完全に矯正して内斜視角が減少しても 10 pd 以上の内斜視が残るものを部分調節性内斜視 (partially accommodative esotropia)，遠視がないかあっても軽度であるにもかかわらず高 AC/A 比 (accomodative convergence と accomodation ratio) によって近見時に内斜視になる非屈折性調節性内斜視 (non-refractive accommodative esotropia) がある (図 1)．

* Kayo SHINOMIYA, 〒770-8503 徳島市蔵本町 3-18-15 徳島大学大学院ヘルスバイオサイエンス研究部眼科学，講師

発症は 1.5～3 歳が多いが，生後 6 か月未満で発症する超早期発症の調節性内斜視も存在する[1]．治療方針が違うため乳児内斜視との鑑別が重要となる．表 1 に調節性内斜視と乳児内斜視の違いをまとめた．参考にすべきいくつかのポイントがあるが，遠視性屈折異常がある場合は，その矯正効果の有無を確認することが不可欠である．よって，内斜視では必ず調節麻痺下の他覚的屈折検査を行うことになる．他に鑑別すべき斜視は外転神経麻痺，Duane 症候群，感覚性内斜視などが挙げられる．眼球運動，視力，細隙灯顕微鏡，眼底などの検査を行い鑑別する．

調節性内斜視のメカニズムとしては，遠視を打ち消すために遠見時にも調節が発動され，これに伴う調節性輻輳によって遠見時に内斜偏位，すなわち調節性内斜視をきたすといわれている．しかし近年，内海は遠視を打ち消すための調節を発動すると，近見反射としての輻輳が同時に発動し内斜視を起こす．このときに複視の認識に障害があるため開散命令が発動されず内斜視を発症すると述べている[2]．

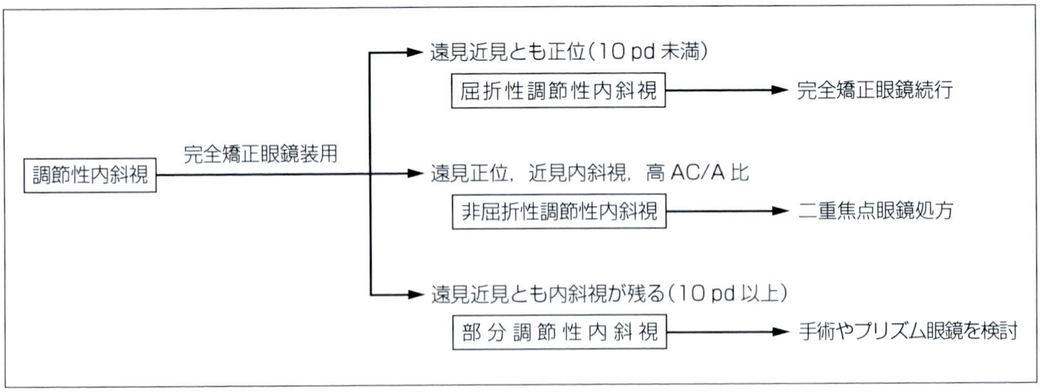

図 1. 調節性内斜視の診療

	調節性内斜視	乳児内斜視
発症時期	1.5～3 歳が多い	生後 6 か月未満
斜視角	角度はさまざま	40 pd 以上の大角度
斜視角の変動	あり	ほとんどない
屈折異常	+2 D 以上の遠視が多い ただし，非屈折性調節性内斜視では軽度遠視，正視，近視の場合もある	あっても+3 D 以下の軽度遠視

表 1.
調節性内斜視と乳児内斜視の違い

AC/A 比とは

AC/A 比とは accomodative convergence(調節性輻輳)と accomodation(調節)の比のことで，つまり 1 D 調節することで引き起こされる輻輳量(pd)を示す．正常値は 4±2(pd/D)であるが，年齢によって減少する．

屈折性調節性内斜視(図 2，3)

<特　徴>

遠視度は+2～+8 D 程度が多く，この遠視に対する明視努力と同時に起こる調節性輻輳にて発症する．純調節性内斜視とも言われる．1.5～3 歳ごろの発症が多い．遠視の度数と内斜の偏位度には関連がないといわれている．

<治　療>

アトロピンを使用した屈折検査を行い完全矯正眼鏡を装用する．

部分調節性内斜視

<特　徴>

遠視を完全に矯正して内斜視角が減少しても遠見，近見とも 10 pd 以上の内斜視が残るものを部分調節性内斜視と言う．村木[3]らは屈折性調節性内斜視に比べ，発症年齢が早く(平均 1.7±1.1 歳 vs 2.4±1.4 歳)，初診時年齢も早い(平均 2.8±1.8 歳 vs 3.3±1.4 歳)，また，眼鏡装用前の初診時斜視角は，部分調節性内斜視のほうが大きい(+35.6±9.0 pd vs +24.9±8.4 pd)と報告している．

<治　療>

完全矯正眼鏡を装用させて 6 か月以降経過後，残余斜視角が大きければ手術を検討する．プリズム療法も有用である[4]．

非屈折性調節性内斜視

<特　徴>

非屈折性調節性内斜視は高 AC/A 比のため，近見の内斜視が遠見の内斜視よりも 10 pd 以上多いもので AC/A 比は 7 pd/D 以上の高値を示す．屈折異常ではなく，AC/A 比が高いために近見時に調節を行うと輻輳が過剰に起こることによる内斜視である．近見の内斜視は，+3 D を加入したレンズで減少する．高 AC/A 比型調節性内斜視とも言う．眼鏡処方時年齢は，5～7 歳との報告があり，保護者が気づくことが遅く受診年齢が遅い

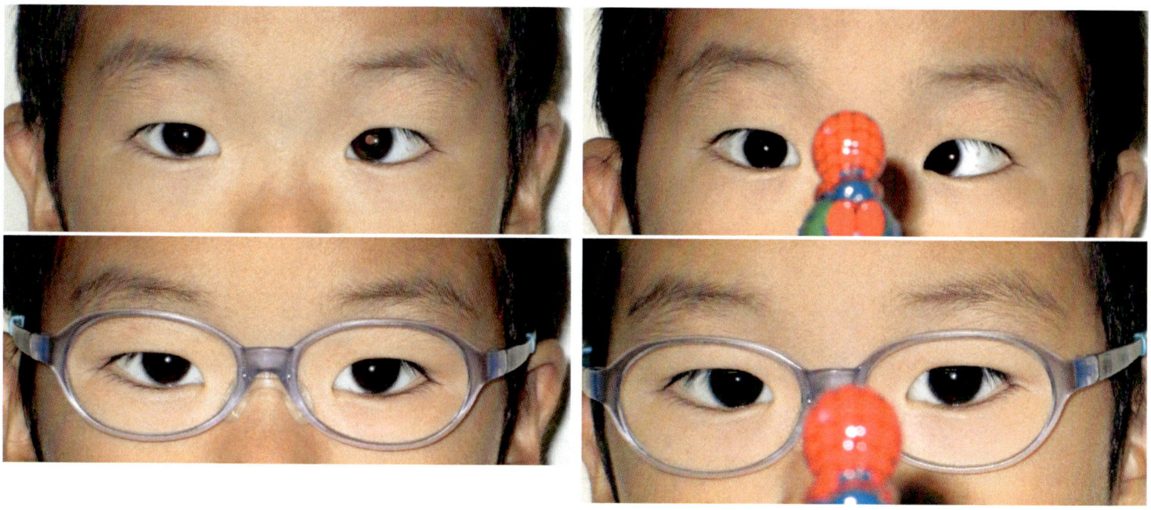

図 2. 屈折性調節性内斜視 1
内斜視が，完全矯正眼鏡により遠見，近見眼位とも正位となっている．屈折性調節性内斜視と診断された．

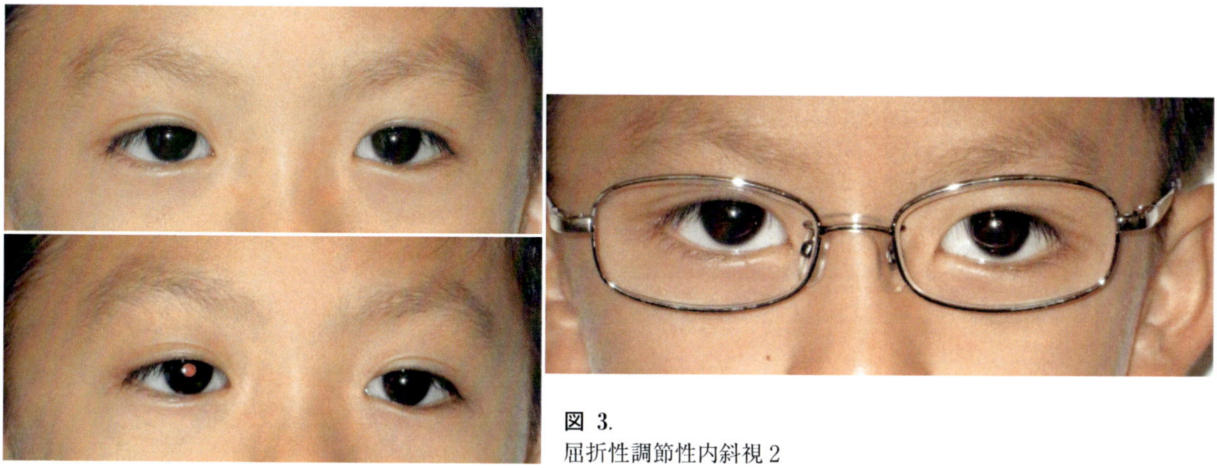

図 3.
屈折性調節性内斜視 2
遠見眼位において内斜視のときとほぼ正位のときがあり，斜視角の変動を認める．完全矯正眼鏡で正位となった．

ことが理由とされる[2]．

＜治　療＞

近見時に調節をしなくて済むように近用に＋3Dを加入した二重焦点眼鏡を処方する．二重焦点眼鏡にはアイディアル型とエグゼクティブ型がある（図 4）が，近用部範囲がより広い後者がよいとされている．また累進屈折力眼鏡も選択肢の一つである．エグゼクティブ型の利点として，近用部範囲が広く境目がはっきりしているため，遠用部と近用部の使い分けを患児や保護者に装用指導しやすい．しかし，遠用部と近用部の境目が目立つため，年長児で見かけを気にする場合は，累

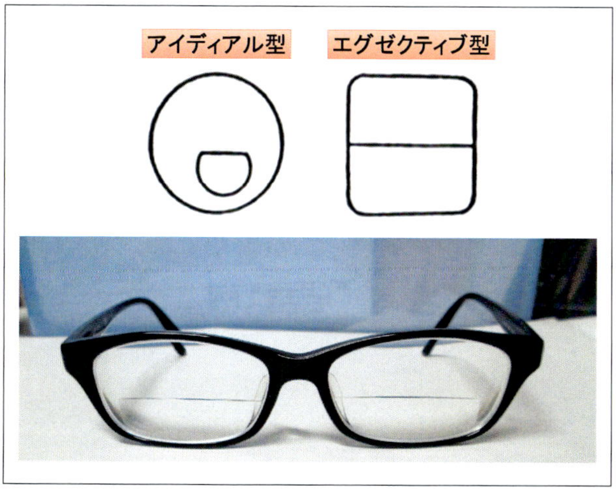

図 4. 二重焦点眼鏡
二重焦点眼鏡にはアイディアル型とエグゼクティブ型がある．非屈折性調節性内斜視の治療用眼鏡としては近用部の広いエグゼクティブ型がよい．

アトロピン点眼薬を処方された方へ

1. 点眼する理由

ものを見ようとするときには，眼の中の筋肉が緊張してレンズの厚さを増しピント合わせをします。この働きを調節といいます。

眼の屈折度（遠視，近視，乱視）は調節を休ませた状態で決まります。ところが，小児では調節を上手に休ませることができないので，普通の方法で検査しても正確なことはわかりません。

したがって，小児で視力が悪い場合や，遠視が原因とされる斜視が疑われる時，この点眼薬を使用して検査をする必要があります。

2. 点眼することによって起こる眼の変化

(1) ものを見ようとしてもピントが合わせにくくなり，特に近くが見にくく老眼のようになります。
(2) 瞳孔（黒目）が大きくなり，光にあたるとまぶしくなります。

これらの変化は一時的なもので，点眼を中止すると 1～2 週間くらいでもとに戻ります。

3. 点眼薬の使用法および注意事項

(1) 1 日 2 回（朝　夕）両眼に 1 滴ずつ 7 日間点眼してください。
(2) 点眼後は，余分はふきとり目頭の部分を 1 分くらい押さえておいてください。小児では，目頭にある涙穴から点眼薬が入り，からだに吸収されると顔が赤くなったり，熱が出たりすることがまれにあります。
もし，熱が出たら点眼を中止し，眼科外来までご連絡ください。
(3) この点眼薬は検査のためのものです。本人以外は絶対に使用しないでください。検査終了後は捨ててください。
(4) 他科を受診の際は，アトロピン点眼中であることを医師に申し出てください。

○○病院　眼科　電話○○○－○○○○

図 5.
アトロピン点眼の説明書

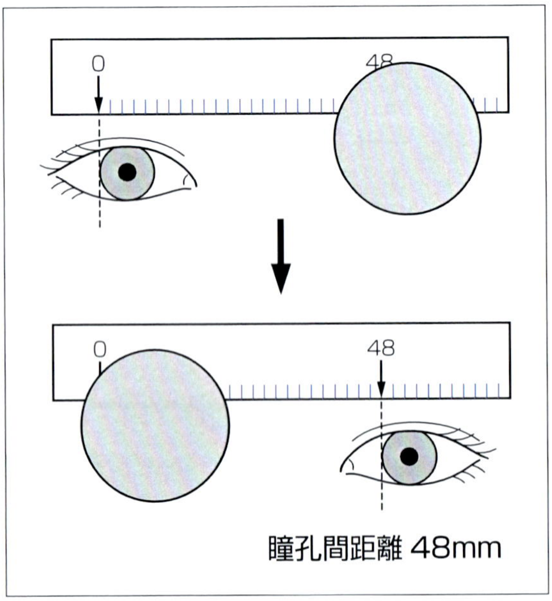

図 6. 瞳孔間距離測定
素早く測定するため，瞳孔中心の距離でなく，角膜縁の距離を測定し代用する．まず，左を遮蔽して右角膜の外方縁の距離を 0 に合わせる．次に，物差しの位置は変えずに右眼を遮蔽し左角膜の内方縁の位置を読み取る．物差しは上方に置くほうが患児の視界に入らないため怖がられにくい．

進屈折力眼鏡を処方する場合もある．近年は累進多焦点コンタクトレンズを使用して眼鏡と同程度の眼位矯正ができたとの報告がある[5]．

＜予　後＞

時間の経過とともに近見用付加度数を軽減させることができる．4～5 年の経過で 50%の例で，さらに長期の経過で 18～20 歳ごろにほぼ全例で近用付加度数が消失する[6]．

屈折検査のコツ

＜調節麻痺薬の使用＞

小児の屈折検査において調節麻痺薬は必須である．現在主に使用されている調節麻痺薬は，強力な順に硫酸アトロピン(アトロピン®)，シクロペントレート(サイプレジン®)，トロピカミド(ミドリン M®)がある．内斜視の屈折検査においては完

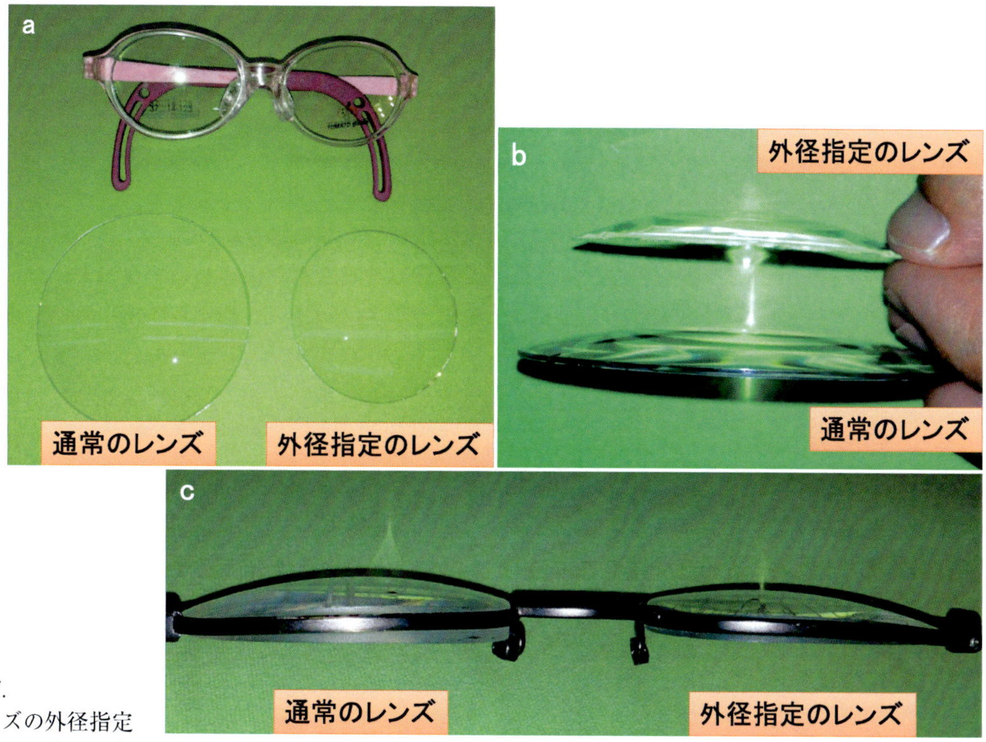

図 7.
レンズの外径指定
a：上は小児用眼鏡枠，大人に使用する通常のレンズ(直径 65 mm)の大きさは必要ない．処方箋に「外径指定」と書くと，眼鏡枠に合うなるべく小さい直径のレンズ(今回は 50 mm)を使用してくれる．
b：レンズを横から見たところ．どちらも＋6 D のレンズであるが，外径指定のレンズのほうが全体に薄いのが分かる．
c：＋6 D のレンズを眼鏡枠に入れたところ．外径指定のレンズは通常のレンズより薄くて軽い仕上がりとなる．

全な調節麻痺効果を得るためにアトロピンを使用する．具体的には，アトロピン点眼液を 1 日 2 回 7 日間点眼する．当院では 3 歳以上は 1%，3 歳未満は 0.5% を使用している．副作用として顔面紅潮，発熱，心悸亢進などがある．副作用予防のため，点眼後は眼瞼にこぼれた薬液をふき取り，内眼角部を 1〜2 分圧迫して涙道への流入を阻止するよう指導する(図 5)．点眼中止後も効果は約 2 週間持続する．

眼鏡処方のコツ

1．「治療用眼鏡等作成指示書」

平成 18 年から，9 歳未満の小児の弱視，斜視および先天白内障の術後の矯正眼鏡が「治療用眼鏡」として健康保険の適応となった．調節性内斜視に対する眼鏡も保険適応である．眼科医は「治療用眼鏡等作成指示書」(日本眼科学会のホームページに掲載あり)を使用し眼鏡処方を行う．眼鏡の費用は償還払い(手続きをするとお金が返ってくる)であることを説明する．5 歳未満は 1 年以上，5 歳以上 9 歳未満では 2 年以上経過しないと再給付は受けられない．

2．瞳孔間距離

内斜視では，両眼開放のまま瞳孔間距離を測定すると実際より短く測定されてしまう．光学中心がずれると prism 効果が発生する．片眼ずつカバーして正確な瞳孔間距離を測定する．手早く瞳孔間距離を測定するには，図 6 のように，瞳孔中心の距離でなく，角膜縁の距離を測定し代用するとよい．

3．外径指定

小児の＋3 D 以上の凸レンズでは外径指定を行うと薄くて軽い仕上がりとなる(図 7)．

4．遠視度数の変更

調節性内斜視では，完全矯正眼鏡の使用が望ましいが，年長になるとその度数では遠見視力の低

表 2．内斜視に対する手術(手術量は各施設ごとに決めるものだが，参考までに当院のデータを示す)

遠見での斜視角(pd)	内直筋後転(mm)	内直筋後転/外直筋短縮(mm)
20	片眼　5.0	
25	片眼　6.0	
30	両眼　4.0	3.0/7.0
35	両眼　4.5	3.5/7.0
40	両眼　5.0	4.0/8.0
45	両眼　5.5	4.5/8.0
50	両眼　6.0	5.0/8.0

下がみられることがある．この場合は，学童であればある程度遠見視力が出るところまで遠視度数を下げる．

眼鏡を処方したら

調節性内斜視に対し，眼鏡を処方し終日装用を指示するが，全員が簡単にかけてくれるわけではない．永山ら[7]は3歳未満児に処方された眼鏡が，装用できるようになるまでの期間を調査し，乳児内斜視で36.2%，調節性内斜視で53.3%が処方後1か月以内に装用できるようになったと報告している．しかし装用までに1年を要した例が25%，全く装用不能であった例が7.5%と報告している．当院では初回の眼鏡処方時は，1か月後に再来してもらい，眼鏡が指示どおりに作製されているか，装用できているかを確認している．装用に際し気をつけていることは以下のとおりである．

1．アトロピンが効いているうちに装用スタート

アトロピンテスト後に眼鏡処方した場合，早期に眼鏡作製し，装用開始させる．調節麻痺があるうちに装用することで，患児は眼鏡があるほうが見やすいと実感できる．

2．保護者に見え方を体験してもらう

同伴している保護者に子どもと同じ見え方を体験してもらう．例えば+6Dの遠視の子なら，検眼枠に両眼−6Dのレンズを入れ，保護者に装用してもらう．「これがお子さんのメガネなしでの世界です」と説明し，遠方も近方も見てもらう．さらに+6Dのレンズを入れて打ち消し「これがお子さんが眼鏡をかけた見え方です」と説明する．ほとんどの保護者は驚いたり感心したりしながら，眼鏡をかける必要性を実感してくれる．

3．かけられないなら1日5分からスタート

眼鏡は終日装用が望ましいと説明するが，かけられない場合は1日5分から徐々に時間を延ばしていくように説明する．保護者には“絵本を見るときだけかける”とか“お気に入りの番組を見るときだけかける”からのスタートでよいとお話しすると前向きな気持ちになれるようである．

4．眼鏡のフィッティングを確認

フレームが当たる所の耳や鼻が痛くないか，眼鏡がすぐずれて煩わしい様子がないかなどを常にチェックする．

眼鏡を装用してから眼位ずれが治るまでの期間は1か月以内が46%，2〜3か月が40%，3か月以上が14%との報告[8]があり，調節性内斜視と診断を下すまでには3か月程度は経過観察をする必要がある．また，部分調節性内斜視と判断し手術を検討するには少なくとも6か月は経過観察が必要である．

手術適応(表2，図8，9)

1．部分調節性内斜視

残余斜視角が大きければ積極的に斜視手術を検討する．部分調節性内斜視の立体視獲得の手術予後は，手術をしなかった場合より有意に良好である．手術方法は，遠見眼位に基づいた定量の片眼または両眼の内直筋後転術であるが，片眼弱視のある症例や年長者は片眼の前後転術を行っている．

2．非屈折性調節性内斜視

二重焦点眼鏡を処方しても装用を嫌がって眼位がコントロールできない場合や，成長とともに生じるAC/A比の正常化が認められず，青年期になっても二重焦点眼鏡が中止できない場合は手術を検討する．両内直筋後転術で上断端部は遠見眼位に基づく定量で行い，下断端部は上端部より2mm多く，または近見眼位に基づく定量で行うslanted recessionが推奨されている[9]．

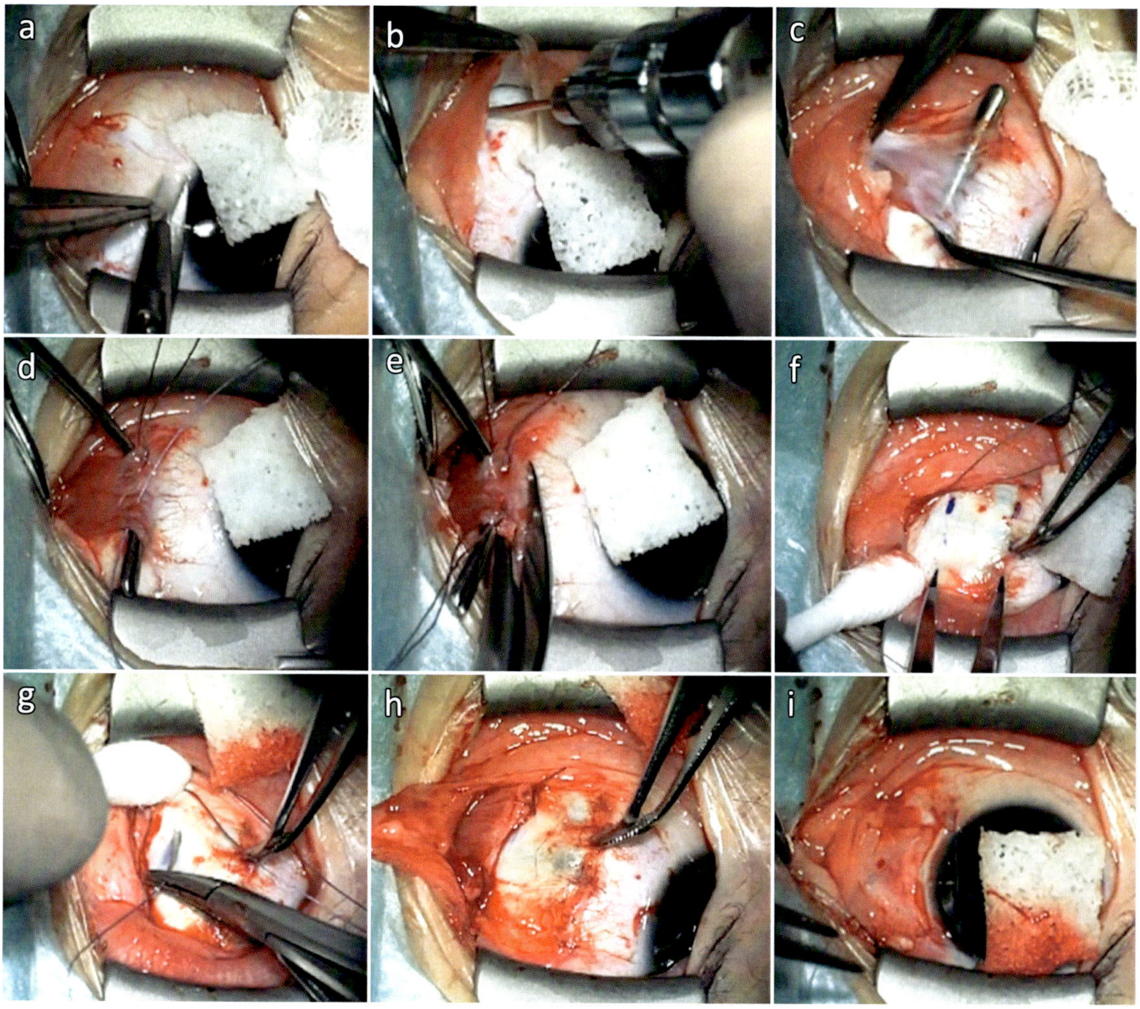

図 8. 内直筋後転術(写真はいずれも右眼のサージカルビューである)
a：結膜切開　b：テノン嚢下麻酔　c：斜視鈎で内直筋を同定し，制動靱帯と筋間膜を剝離する．
d：内直筋付着部に 6-0 バイクリルをかける．　e：内直筋付着部で切腱　f：後転量を強膜にマーキング
g：強膜に通糸する．　h：縫合し後転したところ　i：8-0 バイクリルで結膜縫合

予　後

調節性内斜視に，弱視を合併している症例が 32〜42.9% あると報告されている[3)10)]．調節性内斜視に弱視を合併したものは，中心立体視が不良な場合が多い．調節性内斜視の経過中に外斜視に移行するものがあり，それらは弱視を合併するものが多いとされている．外斜視へと変化するのは屈折性調節性内斜視のうち 2〜15% と報告されている．

調節性内斜視を 10 年以上の長期に観察すると，遠視度数，斜視角ともに減少し眼鏡が外せたものはほとんどの報告において 20% 以下である[3)10)]．調節性内斜視は成人になっても眼鏡が必要なことが多く，長期の経過観察が必要である．

文　献

1）Havertape SA, Whitfill CR, Cruz OA：Early-onset accommodative esotropia. J Pediatr Ophthalmol Strabismus, **36**：69-73, 1999.
2）内海　隆：斜視診療における屈折・調節の重要性. あた眼，**31**：659-665，2014.
Summary　調節性内斜視のメカニズムについて，輻輳，調節，縮瞳の近見三徴との関連を分かりやすく解説している．
3）村木早苗：調節性内斜視の治療 滋賀医大の症例から．眼科臨床紀要，**3**：33-39，2010.

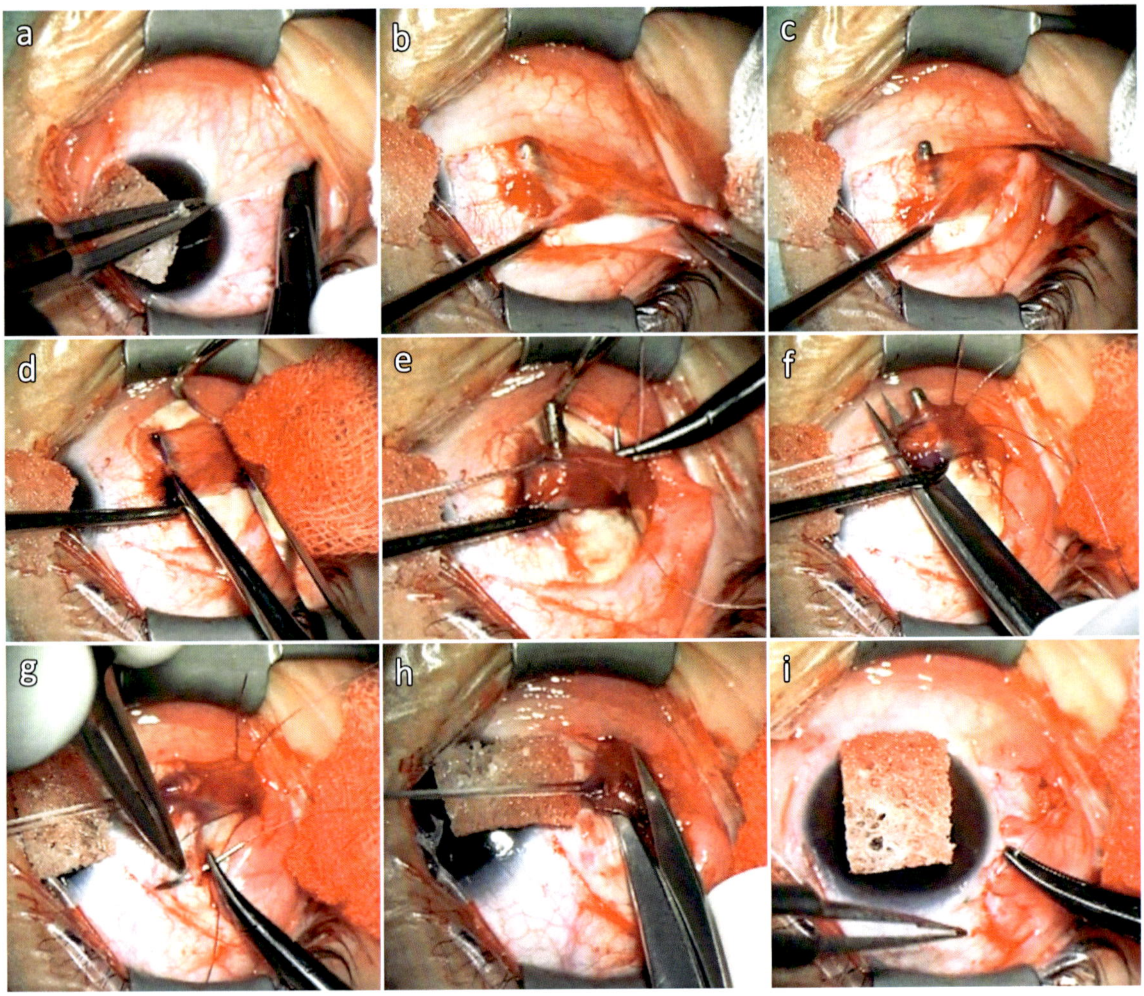

図 9. 外直筋短縮術(写真はいずれも右眼のサージカルビューである)
a：結膜切開　b，c：斜視鈎で外直筋を同定し，制動靱帯と筋間膜を剝離する．
d：短縮量をマーキング　e：制御糸をかけた後，6-0 バイクリルで外直筋をロックする．　f：付着部で切腱
g：付着部の強膜に通糸する．　h：余剰な筋をバイポーラで焼灼後切除　i：8-0 バイクリルで結膜縫合

4) 塩屋美代子，吉田有希，菊池綾乃ほか：部分調節性内斜視に対するプリズム療法の効果について．眼科臨床紀要，**3**：270-273，2010.

5) 沖本聡志，下山　剛，野村耕治：調節性内斜視に対する累進多焦点コンタクトレンズの有用性．眼科臨床紀要，**6**：203-207，2013.

6) 内海　隆：調節性と部分調節性内斜視．日本弱視斜視学会報，**29**：5-12，1992.

7) 永山　大，橋本禎子，八子恵子：3 歳未満児に処方した眼鏡の装用状況と効果の検討．眼臨，**96**：325-327，2002.

8) 中川　喬：調節性内斜視の治療と管理．眼科 Mook No. 31 視能矯正，pp. 187-192，1987.

9) 矢ヶ崎悌司：調節性内斜視．眼筋・涙器(佐藤美保ほか編)，文光堂，pp. 155-159，2014.
Summary　調節性内斜視の手術適応，手術方法に関して分かりやすい．

10) 矢ヶ崎悌司：内斜視の長期予後．眼臨，**93**：734-741，1999.

MB OCULI. No. 25：51－58, 2015

◎特集／斜視診療のコツ

外傷と斜視

OCULISTA

西村香澄*

Key Words： 外傷性斜視(traumatic strabismus), 眼窩壁骨折(blow-out fracture), CT(骨条件)(CT(bone window)), 内視鏡下副鼻腔手術(endoscopic sinus surgery)

Abstract：眼窩底骨折で生じる斜視には，外傷直後に生じる斜視と，眼窩壁骨折矯正術後にみられる残余斜視の2つがある．骨折直後の斜視は，眼窩内組織の腫脹や陥頓，神経障害が原因で生じる．眼窩内組織の陥頓による斜視は，早期に適切な手術が必要となる．一方，眼窩内組織の血腫や浮腫，神経麻痺は自然に改善する可能性があり，画像診断や眼位，眼球運動などから手術が必要かどうかの鑑別が必要になる．筋肉の陥頓や腫脹，若年者，手術までに時間を要した症例では，術後に斜視が残存する可能性が高くなる．眼窩壁骨折矯正術後，半年以上経過して斜視が残存する場合は斜視手術が必要となる．

筋断裂は，さまざまな外傷や斜視術中，医原性眼窩損傷で生じる．良好な眼球運動を獲得するためには，断裂した筋肉の整復が必要となるが，それができない場合は第一眼位の改善を目標に斜視手術を行う．

はじめに

外傷性斜視は，さまざまな原因で引き起こされ，さまざまな症状を呈する．日常臨床で遭遇することの多い眼窩底骨折は，緊急の治療が必要かどうか診断に苦慮することが多い．実際の治療は専門科にお願いすることになるが，眼科医としてすべきことはなんなのか？　画像診断はもちろんのこと，眼位や眼球運動，HESS赤緑試験，両眼単一視野から総合的に判断して，緊急に手術が必要な症例ならば，即座に専門科にコンサルトする必要がある．外傷で生じる筋断裂の場合も，病態に合わせた治療が必要になる．最終的に良好な両眼単一視野を得るために必要な診断のポイントを再確認する．

眼窩壁骨折

鈍的外傷により眼窩壁が骨折し，眼窩内容の一部が骨折部から脱出することで複視などの症状を生じる疾患である．

発症メカニズム：眼窩にちょうどはまり込む大きさのボールや拳による鈍的外傷で眼窩内圧が上昇して骨折が生じる場合と，直接眼窩縁を打撲することで，眼窩下壁がたわむことにより骨折する場合がある．

<ステップ1>骨折しているのか？

1．眼窩壁骨折術前の検査ポイント

【画像検査】

単純X線写真では骨折部の把握が困難であるため，まずはCT画像をオーダーする．

眼窩上縁から上顎下縁までの範囲を細かいスライス(2 mm以下)で撮影を行い，冠状断と矢状断を再構成する．

単純CT軟部条件では，骨がハレーションを起こして骨折線を指摘しにくいため，診断には単純CT骨条件での画像が有用である(図1)．

二次手術の症例や受傷から長時間経過した症例

* Kasumi NISHIMURA，〒430-8108　浜松市北区根洗町579-5　上野眼科

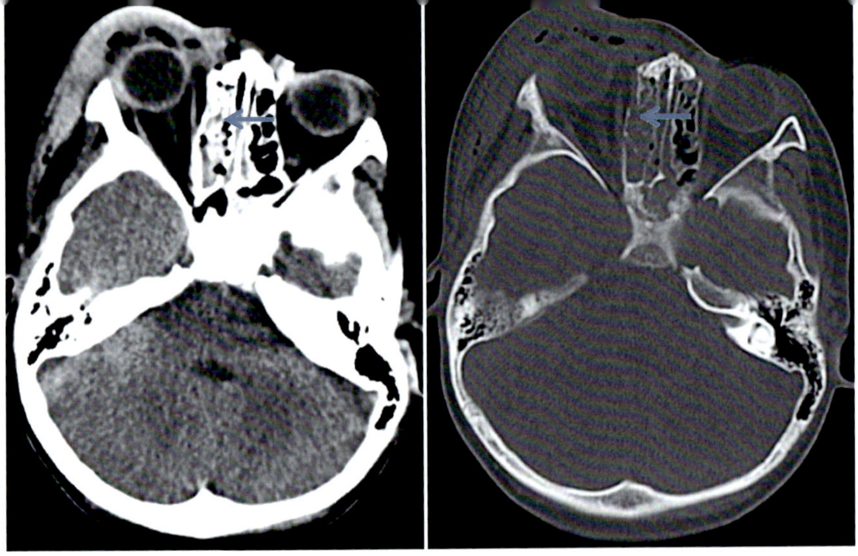

図 1.
CT 画像．転落による右眼窩内壁骨折，頭蓋底骨折，脳挫傷，眼窩内気腫合併症例
左図の単純 CT 軟部条件は骨のハレーションのため骨折部位が不明である．
右図の単純 CT 骨条件は骨折部位(→)が判別しやすい．

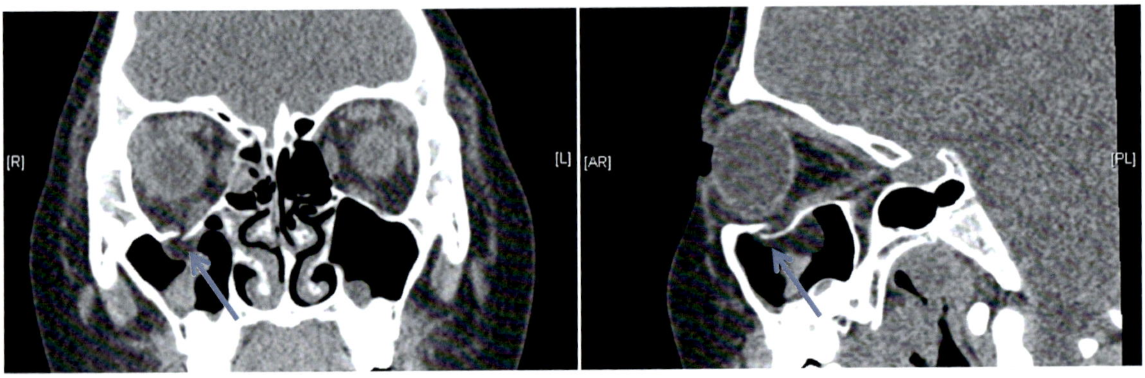

図 2. 閉鎖型骨折．13 歳男児，脂肪絞扼が生じている閉鎖型骨折
右眼窩下壁は肥厚し，眼窩の拡大がみられる．下直筋は左眼と比較して腫大し骨折部へ牽引されている．筋肉自体の陥頓はないが，眼窩内脂肪組織の陥頓により上転制限を生じている．

では MRI が有用である．

眼球を動かしながら撮影する cine mode MRI は，筋肉の伸縮や眼窩組織の癒着の有無を動画で評価することができる．

注　意：頭蓋底骨折，血腫，脳挫傷を合併している場合は，その治療を優先する．眼窩壁骨折手術を行った患者の 17.2%に網膜振盪症，前房出血などの眼内損傷が合併するという報告があり，眼球の検査も忘れずに行う[1]．

【画像チェック項目】

①骨膜の肥厚，わずかな眼窩壁の離解や非連続性の有無．

②眼窩体積の増加(健側との比較で 5～10%以上の拡大)．

③眼筋数の確認と筋肉の腫脹の有無．

④上顎洞内の出血．

⑤眼窩内気腫の有無．

2．眼窩壁骨折の分類と特徴

a）眼窩下壁骨折

(1) 閉鎖型骨折(線状骨折，trap door 骨折)(図 2)

閉鎖型骨折は，10 代半ばまでの若年者に起こることが多い．眼窩の基本構造は新生児期からほぼ成人同様に完成しているが，眼窩壁を構成している骨が菲薄で，骨に弾力性がある．そのため，一度吹き抜けた骨片がその弾性によって元の位置に復位し，脱出した眼窩内容を絞扼して阻血による筋肉壊死を引き起こす．眼部を打撲した後に吐き気，嘔吐，頭痛，眼球運動痛を呈するときには，眼球周囲の平滑筋が骨折部位に絞扼，牽引された結果生じる迷走神経反射と考えられ，閉鎖型骨折を疑う重要な兆候である．閉鎖型骨折では，結合

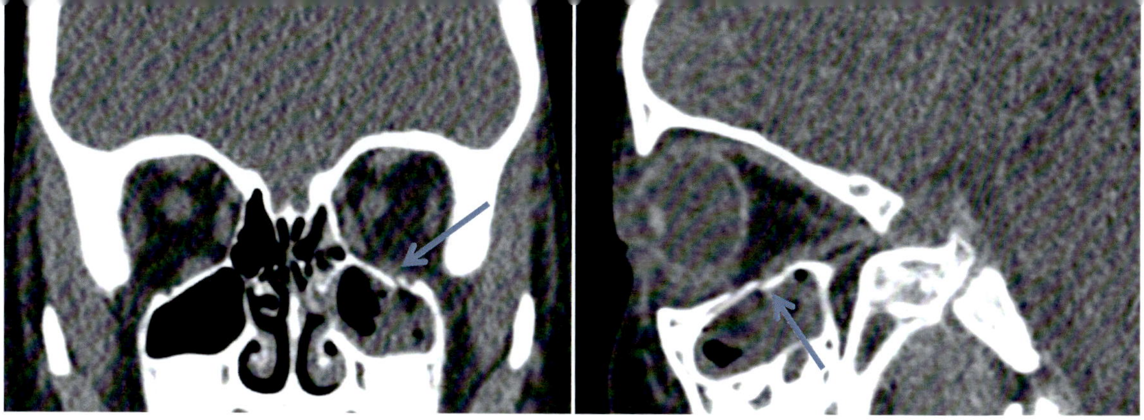

図 3. Missing rectus
左眼窩下壁は比較的連続性があり，上顎洞内に出血を認めるが，大きな異常がないように見える．冠状断と矢状断ともに，左眼の眼窩内の下直筋陰影が消失している．筋肉と出血の輝度が同等のため区別ができない．閉鎖型骨折であり，筋肉の虚血を防ぐために緊急手術が必要となる．

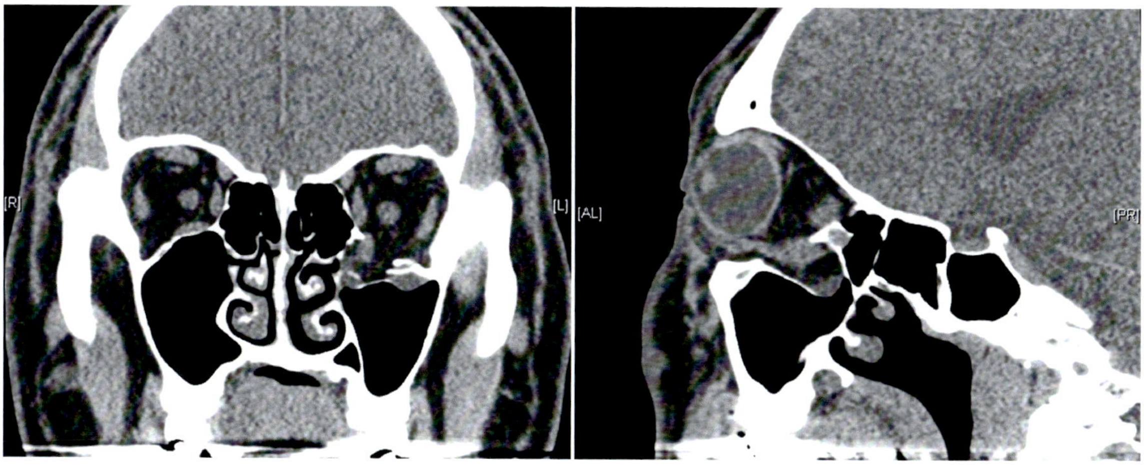

図 4. 開放型骨折
左眼の下壁が上顎洞内に大きく転位して，下直筋が上顎洞内に偏位している．下直筋が骨折縁と接触している．筋肉と骨折縁の接触が多いほど，術後眼球運動障害が残りやすい．

組織だけが絞扼された場合と筋まで絞扼された場合があり，眼球運動障害の予後が異なる．両者とも絞扼された組織が自然に解放されることはないので整復手術が必要である．

(ⅰ) 結合組織(connective tissue septa)のみ陥頓の場合

眼窩内組織は，結合組織によりいくつかの部屋にパッキングされているため，結合組織のみの陥頓であっても連動して眼球運動障害を生じる．眼窩下神経管の内側で眼窩内容が絞扼された場合は，同部位を走行する動眼神経下斜筋枝も絞扼されて下斜筋麻痺を呈することがある．

(ⅱ) 筋肉を含めて絞扼されている場合

この場合は時間単位での緊急手術が必要になる．典型的な画像は missing rectus(図 3)と言い，CT では冠状断や矢状断で外直筋の陰影が消える．筋陰影の消失に気づかなければ骨折が見逃され，重篤な全身症状にもかかわらず外科的治療が考慮されないことになる．眼球運動障害は時間依存性であるため，遅くとも 24 時間以内に手術する必要がある．整復後も眼筋の腫脹が遷延し，残余斜視が生じる可能性が高い．

(2) 開放型骨折(打ち抜き骨折)(図 4)

骨片が大きく転位し，眼窩内容が多量に脱出する．見ために反して眼球運動障害が軽度のことがあるが，骨折縁を越える眼窩軟部組織の脱出や骨折縁に外眼筋が引っ掛かっている場合は，残余斜視の可能性が高くなる．

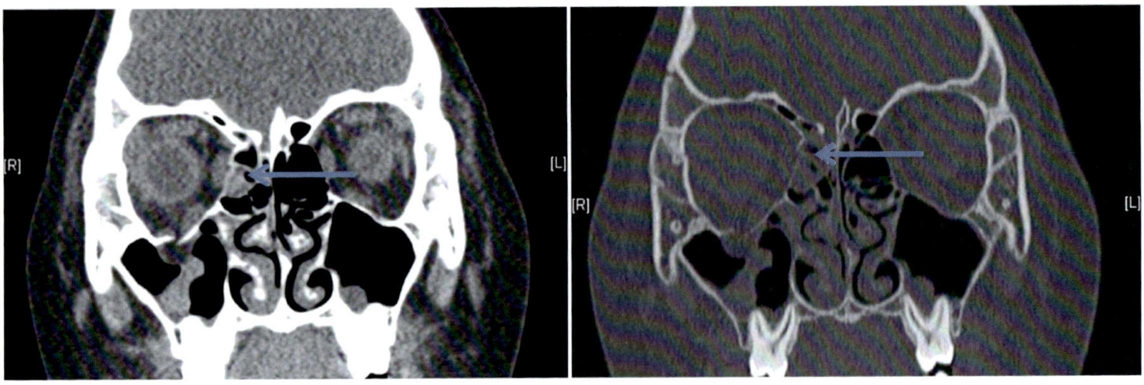

図 5. 内壁骨折．右眼窩下壁骨折と内壁骨折の合併症例
軟部条件 CT(左図)ではハレーションのために骨折部位が不鮮明であるが，骨条件(右図)では骨折部位が分かりやすい．内直筋の偏位がないため，水平方向の眼球運動障害はなし．内壁骨折では，受傷直後は眼窩内の浮腫のために眼球陥凹を認めないが，浮腫の改善とともに眼球陥凹をきたすことがあり，注意が必要である．

(i) 骨片を越えて眼窩内容が脱出していない場合

眼窩内の浮腫が軽減するとともに眼球運動は改善することが多い．骨折縁に筋肉が載っていても，痛みがない場合は眼球運動障害の予後は良く経過観察できる．

(ii) 骨片を越えて眼窩内容の脱出が大量の場合

骨片が大きく転移して眼窩内容の脱出が多量である場合，眼球運動障害は眼窩内の腫脹が軽減すればある程度改善するが，日常生活に支障をきたす眼球運動障害が残ることが多い．

手術を行っても眼窩内の connective tissue septa の損傷や癒着のために正常の眼球運動に戻るわけではない．眼窩下壁の 1/2 以上が吹き抜けると，眼球陥凹が生じる傾向がある．

b) 眼窩内壁骨折(図 5)

解剖学的には内壁が最も薄いが，内側壁は篩骨蜂巣で補強されているため，単独の骨折では下壁が最も多く，次いで内壁骨折となる．眼窩内壁は，篩骨蜂巣と接しているために出血しやすく，癒着しやすい．眼窩内壁は視神経管まで連続し，眼窩深部まで骨折が生じることが多いため，筋円錐内の組織が多量に篩骨洞内に脱出して，眼球陥凹が目立つことがある．眼球運動障害が軽度であれば経過観察できるが，内直筋が篩骨洞内に大きく脱出していて複視が重度の場合は手術適応になる．

<ステップ 2>
眼球運動障害と骨折との関連性は？

1．HESS 赤緑試験(図 6)

HESS 赤緑試験は，必ず 30° までの範囲で測定する．迷走神経反射や眼瞼腫脹で測定困難なときは，せめて第一眼位と垂直方向での眼位検査を行う．眼球運動時痛や複視の有無で，ある程度の眼球運動障害を予想することができる．

骨折部位と眼球運動障害の関連についての報告がある[2)3)]．結合組織(connective tissue septa)のみ陥頓する場合と筋肉自体が嵌頓する場合があるが，眼球運動障害は基本的にはほぼ同じ傾向がある．眼窩下神経管(眼球赤道部)を一つの目安にして，眼窩縁に近い浅い位置での骨折→上転制限(第一眼位で下転位)，深部での骨折→下転障害(第一眼位で上転位)，眼窩下神経管(眼球赤道部)を中心とした大きな骨折→上下転制限が生じやすい．

これらに当てはまらない場合は，筋肉自体の血腫や浮腫，神経障害の可能性も考慮する．

2．両眼単一視野

日常生活で支障のない両眼単一領域は下方で 40°，それ以外では 30° 程度である．測定方法により施設間での測定誤差が起こりやすいため，手術の適応を決めるために同一の基準を定めることが困難であるが，同じ施設であれば経過のよい目安になる．

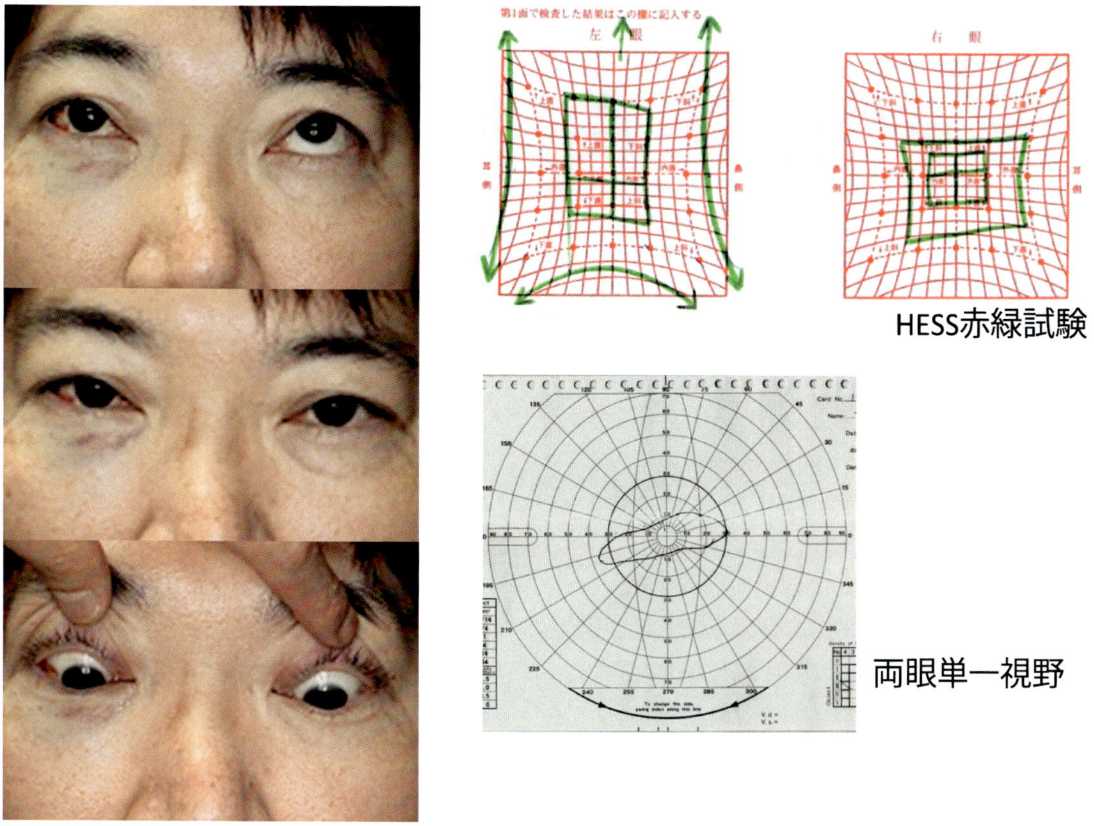

図 6. 眼位，眼球運動検査
右下直筋の陥頓(entrap)を伴う下壁骨折．正面では軽度上斜視で，特徴的な上転制限と下転制限も伴う．

3．早期手術が勧められる症例

○小児線状骨折(外眼筋の絞扼を伴う)．

○Trap door 骨折，線状骨折の若年者．

○非常に強い眼球運動障害と眼球運動時痛．

○吐き気，嘔吐，頭痛など迷走神経反射が治らない症例．

○受傷早期の眼球陥凹．

4．上記以外の手術時期

手術時期に関して受傷後 2 週間とされているのは，眼窩内の血腫，軟部組織腫脹，浮腫，気腫が時間経過とともに自然治癒することで症状が改善する可能性があるためである．

適応を誤り手術時期が遅くなると，骨折部に拘扼された組織が壊死や骨折縁での瘢痕性癒着により手術が困難となり，眼球運動障害が残る可能性が高くなるため，適切な判断が必要となる．

5．術後複視が解消されるまでの期間

術後に複視が残る確率は 12～37％とさまざまな報告があり[4)~6)]，多くの患者で術後 4 週間以内に複視が改善したと報告されている[6)7)]．骨折の部位や程度，年齢によってさまざまであるが，一般的に 3 か月から半年くらいかけて徐々に改善することが多い．

6．術後に残余複視が発症する危険因子

○老齢．

○手術までに長期間要した症例(平均 33 日)[5)]．

○若年者：複視が残りやすく，回復までに時間がかかる(9 歳以下では半数以上で治癒までに 10～18 か月かかったという報告あり)[7)]．

○若木骨折や trap door 骨折．

○骨折眼窩縁から 20 mm 以上後方での骨折(95％で術後複視が残存)[4)9)]．

○外眼筋腫脹(血腫，浮腫)[8)]．

○骨折と外眼筋が 2 か所以上で接触[8)10)]．

○適切な初回手術が行われなかった場合．

7．残余複視と関連が低い因子

○性別.

○骨折の部位(内壁と下壁の合併骨折の場合は術後複視が増えるという報告[9]もあり).

○整復材料.

○眼球陥凹[8].

眼球陥凹は整容的には問題となるが，上顎洞内に大量に眼窩内組織がヘルニアしたとしても，外眼筋の直接的な障害がなければ残余複視の発症は少なく，また両眼視も問題がないことが多いのは興味深い.

8．術後に新たに発症する斜視

シリコンプレートの周囲に被膜が形成され，その中に血腫が生じて突然上斜視と眼球運動障害をきたすことがある．その場合はシリコンプレートと血腫除去術を行う.

9．術後に残った斜視に対する手術の方法

斜視の術式はさまざまであるが，比較的両眼単一視野の拡大が期待できる斜視手術を考慮する[11]．手術の目的は，あくまで正面視と下方視で快適な視野を得ることである．完全にすべての方向で複視を消失させることは困難であることを術前に伝えておく．軽度の残余斜視に関しては，代償性頭位やプリズム矯正で対応する.

a）機械的制限がある場合

明らかな上転制限，著明な下斜視→外傷眼の下直筋後転(追加が必要な場合は二次的に上直筋短縮).

b）機械的制限がない場合—上下転制限あり

1）下転制限がより強い，軽度上斜視→外傷眼の下直筋短縮.

2）上転，下転が同じくらい制限，ほぼ正位→非外傷眼の垂直筋大量後転.

3）上転制限が強い，軽度下斜視→非外傷眼の上転筋の後転.

筋断裂

筋断裂を生じるのは，外傷による直接障害，斜視手術，医原性眼窩損傷などが原因となる.

いずれの場合も筋肉を発見して眼筋の直接縫合ができれば，比較的良好な眼位と眼球運動を獲得することができる．筋肉が発見できない場合は，二次的に眼筋移動術を考慮する.

1．外傷による直接障害

Bell 現象で眼球が上転するため，外傷筋は下直筋であることが多い．比較的浅い部分での筋断裂が多く，筋肉を発見して縫合できることが多い.

2．斜視手術

斜視手術中に起こる筋肉の断裂は，大きく分けて2つある.

1つは lost muscle と言って，斜視術中に付着部で切断した筋肉が眼窩深部へ落ち込んでしまった状態．もう1つは snapped muscle と言って，典型的には腱と筋の移行部(付着部から 10 mm 前後)で筋肉が断裂した状態．先天的な筋肉の脆弱性が原因で起こることがある.

Lost muscle は，どの筋肉でも生じる可能性がある．上下外直筋は 67％で発見が可能であるが，内直筋は斜筋によるサポートがないため，紛失すると発見率は 10％とかなり低い[12]．発症早期に治療を行えれば，障害筋機能の回復が期待でき，拮抗筋の拘縮も防ぐことができる．捜索のポイントは，lost muscle は刺激でさらに深部に収縮するため，障害筋側に眼球を回転させ，テノン嚢内を探索する．無理な探索は筋肉の発見を困難にするだけでなく，術後に瘢痕・癒着を生じて眼球運動制限の原因となる．発見できなければ，翌日全身麻酔下で再度探索を行う．それでも発見が困難であれば，筋移動術を行うか，経眼窩縁法[5]で lost muscle を整復する.

医原性眼窩損傷

慢性副鼻腔炎の手術(endoscopic sinus surgery)中に誤って眼窩内に進入し，眼窩壁骨折や外眼筋の損傷を起こす．眼窩内壁から眼窩内に進入するために，障害される筋肉は内直筋が最も多く，次いで下直筋，上斜筋と続く．この疾患は，骨折の小さな穴を通して眼窩内組織を吸引しなが

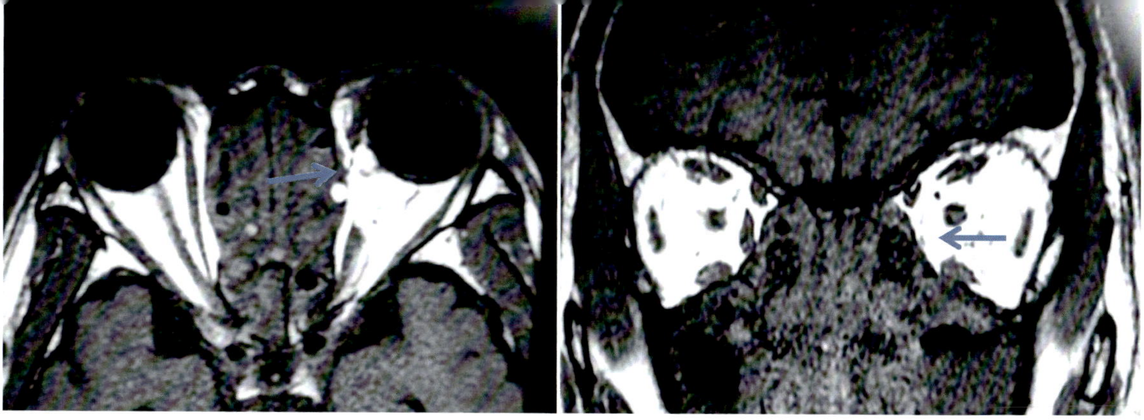

図 7. 医原性眼窩損傷
左眼の内直筋の陰影が，水平断，冠状断ともに消失している(→)．この症例では，経眼窩縁法で内直筋を縫合した．その後斜視手術を行い，比較的広い範囲の両眼単一視野を得ることができた．

ら切除するために眼窩内損傷が重傷となる．

Huang らは医原性眼窩損傷のパターンを 4 つに分類している[13]．

Pattern 1：内直筋が完全に断裂している場合．大角度の外斜視で内転制限が強いが，外転は比較的良好．

Patten 2：内直筋の部分断裂または重度の挫傷の場合．障害の程度により中等度～大角度の外斜視となる．組織の嵌頓があり，内外転ともに制限があることが多い．

Pattern 3：内直筋はほぼ正常，または軽度挫傷の場合．眼位は正位～小角度の内斜視．組織が嵌頓しているために外転制限はあるが，内転は比較的良好．

Pattern 4：内直筋はほぼ正常，または軽度挫傷の場合．組織の嵌頓がない筋挫傷のため，内転制限から外転制限までさまざまである．

Pattern 1，2 は術後も斜視が残存する可能性が高い．Pattern 3，4 は予後良好である．

医原性眼窩損傷の場合，まずは眼窩を整復して，筋肉の断裂がある場合は，縫合を試みる．

通常は内直筋の障害が多いため，拮抗筋である外直筋の後転またはボトックス注射を行う．

残余斜視に対しては，眼球運動の改善が得られた場合は，患眼，または健眼にも通常の前後転術を状態に合わせて行う(図 7)．眼球運動の改善が得られない場合は，筋移動術を行い，正面での単一視の獲得を目指す．

文　献

1) 田邉芳樹，恩田秀寿，小出良平：眼窩底骨折における眼内損傷の発生頻度の検討．日職災医誌，**58**：251-255，2010.
2) Lerman S：Blowout fracture of orbit. Diagnosis and treatment. Br J Ophthalmol, **54**：90-98, 1970.
3) 権　昭致，浜崎健太，小出良平：Blowout fracture における眼球運動障害と骨折部位の検討．眼科，**32**：137-141，1990.
4) Biesman BS, Hornblass A, Lisman R, et al：Diplopia after surgical repair of orbital floor fractures. Ophthal Plast Reconstr Surg, **12**：9-17, 1996.
5) Hosal BM, Beatty RL：Diplopia and enophtahlmos after repair of blowout fracture. Orbit, **21**：27-33, 2002.
6) Folkestad L, Westin T：Long term sequelae after surgery for orbital floor fractures. Otolaryngol Head Neck Surg, **120**：14-21, 1999.
7) Cope MR, Moos KF, Speculand B：Does diplopia persist after blow-out fractures of the orbital floor in children? Br J Oral Maxillofac Surg, **37**：46-51, 2002.
8) Jin HR, Lee HS, Yeon JY：Residual diplopia after repair of pure orbital blowout fracture：The importance of extraocular muscle injury. Am J Rhinol, **21**(3)：276-280, 2007.
9) Biesman BS, Hornblas A, Lisman R：Diplopia after surgical repair of orbital floor fractures. Ophthalmic Plast Reconstr Surg, **12**(1)：9-16, 1996.
10) Furuta M, Yago K, Iida T：Correlation between ocular motility and evaluation of computed tomography in orbital blowout fracture. Am J Ophthalmol, **142**(6)：1019-1025, 2006.

Summary 定量的に評価が難しい眼球運動を，HESS 赤緑試験を用いて測定する方法があり，臨床的に有用である．

11） Van Eeckhoutte L, De Clippeleir L, Apers R：A protocol for extraocular muscle surgery after orbital floor fracture（Blow-out）. Binocul Vis Strabismus Q, **13**（1）：29-36, 1998.

12） Plager DA, Parks MM：Recognition and repair of the "lost" rectus muscle. A report of 25 cases. Ophthalmology, **97**（1）：131-136, 1990.

Summary 斜視術者にとって lost muscle 対処法を確認するのに有用である．

13） Huang CM, Meyer DR, Patrinery IR, et al：Medical rectus muscle injuries associated with functional ESS. Ophthalmol Plast Reconstr Surg, **19**：25-37, 2003.

Summary 医原性眼窩損傷に関する，筋の障害についてイラストつきで分かりやすく説明されている．

MB OCULI. No. 25：60－64, 2015

◎特集／斜視診療のコツ

甲状腺眼症

木村亜紀子*

OCULISTA

Key Words： 甲状腺眼症(thyroid associated ophthalmopathy)，眼瞼症状(lid symptoms)，眼球突出(exophthalmos)，機械的斜視(restricted strabismus)，圧迫性視神経症(compressive optic neuropathy)

Abstract：甲状腺眼症の病態は大きく，眼瞼症状，眼球突出，斜視，圧迫性視神経症の4つに分類される．眼瞼症状，眼球突出は整容的苦痛が強いわりに視機能は良好で，眼科での積極的な治療はなされないことが多い．一方，斜視は特徴的な上下・回旋偏位と拘縮性の眼球運動障害を示す．病期(炎症期または非炎症期)により治療法が異なることからMRIのオーダーと読影ができる必要がある．視力低下をきたす圧迫性視神経症に関しては準緊急疾患として扱う必要があり，放置していると視機能障害をきたす．それぞれの病態につき解説する．

はじめに

甲状腺眼症は軽症例から重症例まで臨床症状はさまざまである．眼瞼症状や眼球突出は視機能にはほとんど問題を認めないが整容的苦痛は強いものであり，外出を控えたり屋内でも濃いサングラスを外さない患者も多い．眼球突出もまた，比較的若い症例に認められ，続発性緑内障や圧迫性視神経症の危険は回避されていても，患者の精神的苦痛は強い．一方，高齢者では，脂肪増生や外眼筋肥大が認められるにもかかわらず眼球突出は軽度で，複視や視力低下で発症することが多い．現在では，視機能障害を呈した症例を治療することはもちろん，整容的な問題にも目を向け，患者のQOVの向上とともにQOLの向上にも目を向けた治療が望まれている．

甲状腺眼症の病態

「あなたは甲状腺眼症です」と診断されても患者はすぐには納得できない．「甲状腺機能は正常になったと言われています」「甲状腺が悪いなんて言われたことありません」「片眼性なのに甲状腺の病気なのですか？」など，患者の不安や疑問は大きい．

まず第一に，甲状腺眼症は甲状腺自己抗体と関連する自己免疫疾患の一つであり，基本的には甲状腺ホルモンの異常とは相関しないと考えるべきである．甲状腺関連自己抗体は甲状腺と眼窩脂肪，外眼筋をターゲットに攻撃し炎症をもたらすが，その詳細な機序は現在も解明されていない．甲状腺機能においては機能亢進症だけでなく，機能低下症(橋本病)でも同様に発症する．なかには甲状腺機能は全く正常な症例も含まれ，euthyroid ophthalmopathy と呼ばれる．Euthyroid ophthalmopathy では眼科で初めて甲状腺眼症の診断がつくことがほとんどであり，表1に示したような甲状腺採血をセットしておくと便利である．甲状腺機能異常がある場合には，まず甲状腺機能を正常化することが先決である．しかし，それで眼症が治癒するわけではない．

眼瞼症状

甲状腺眼症の眼瞼症状は臨床上，上眼瞼後退症

* Akiko KIMURA，〒663-8501　西宮市武庫川町1-1　兵庫医科大学眼科学，准教授

表 1. 甲状腺眼症の採血セット

Free T3
Free T4
サイログロブリン
TBII
TSAb
抗 TPO 抗体
抗 Tg 抗体
TRAb 定量
AChR 濃度

筋無力症との合併を考慮し，抗アセチルコリン受容体抗体も同時に測定する．
TBII：TSH binding inhibitory immunoglobulin
TSAb：Thyroid stimulating antibody
TPO：thyroid peroxidase
Tg：thyroglobulin
TRAb：TSH receptor antibody

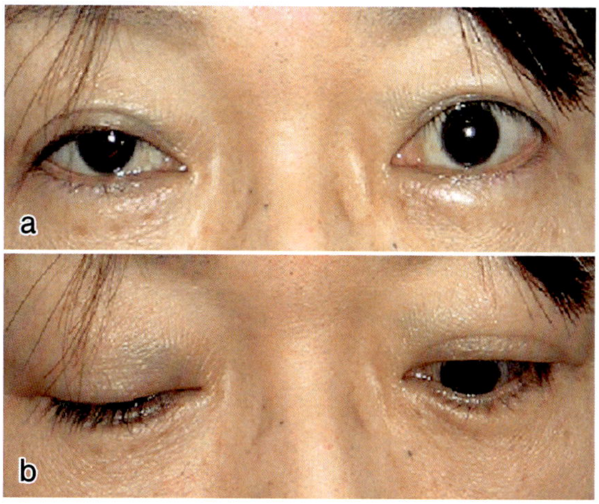

図 1. 上眼瞼おくれ(Graefe 徴候)
左眼に上眼瞼後退症を認め，下方視で左眼の上眼瞼はついてこない．

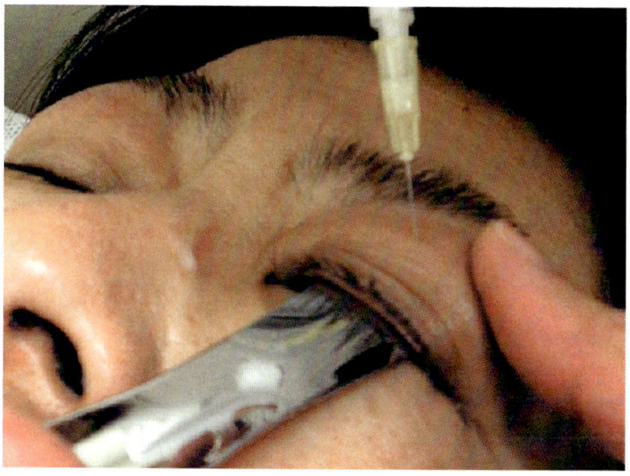

図 2. ケナコルト®注射の方法
角板を挿入し，針先が角板に当たるまで深く刺入し 0.8〜1 cc 注入する．

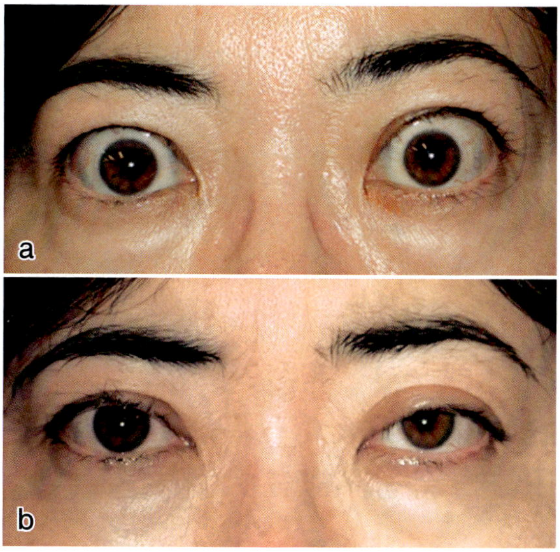

図 3. 上眼瞼後退症に対するケナコルト®注射の効果
a：注射前
b：注射後

(Dalrymple 徴候)，上眼瞼おくれ(Graefe 徴候)，眼瞼浮腫の頻度が高い(図 1)．甲状腺機能亢進症がある場合，甲状腺ホルモンにはカテコラミン作用があるため，ミュラー筋を刺激し上眼瞼後退症をきたすことが知られている．この場合は，甲状腺機能が正常化すれば軽快することもある．しかし，甲状腺機能が正常化しても上眼瞼後退症を認める場合には，上眼瞼挙筋の炎症が原因のことがあり，診断には MRI が有用である．撮像方法は，STIR(short TI inversion recovery)法を用い，矢状断で上眼瞼挙筋が high intensity に描出されれば炎症ありと判断できる．矢状断は上眼瞼挙筋の描出に適している．また，STIR 法は甲状腺眼症の炎症の有無をみることに非常に適しており，造影することなく炎症の部位を知ることができる優れた撮像法である．

1．上眼瞼後退症に対する治療

炎症があれば，トリアムシノロンアセトニド(ケナコルト®)を上眼瞼挙筋に直接投与する．図 2 のようにケナコルト® 1A を 25〜26 G 針で角板に当たる深さで注入する．上眼瞼挙筋の炎症が原因の上眼瞼後退症にはこのケナコルト®注射は著効する(図 3)．しかも，1 回の投与で寛解し再投与を必要としないケースも多い．ただし，注射部位にし

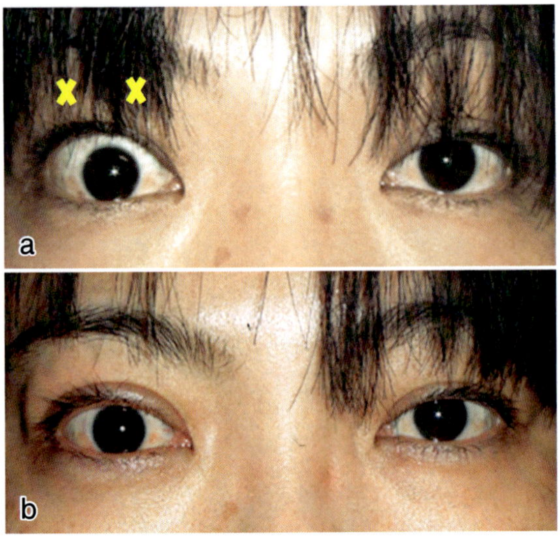

図 4. 上眼瞼後退症に対するボツリヌス毒素注射の効果
a：注射前，左上眼瞼後退症を認める．×は投与部位
b：注射 2 週間後，症状の改善を認めた．

こりが残ったり，浅く注射すると皮膚の色調が変化したりすることがある．

2．炎症がない場合，もしくはケナコルト®投与で消炎後も症状が軽快しない場合

上眼瞼挙筋を狙ってボツリヌス注射を行う．これは，通常のボツリヌス治療の際に副作用として問題となる眼瞼下垂を利用した方法である[1]．上眼瞼後退症はボツリヌス毒素療法の適応が得られていないため倫理委員会を通す必要がある．上眼瞼挙筋は幅が広いため，上眼瞼縁と眉毛の中間の位置で 2 か所に投与する(図 4)．当院では手技が容易で複視の発生率の低い皮膚側からの投与を好んで用いている(結膜側から投与する方法もある)．効果は 1 週間ほどで認められる．ただし，投与を低濃度 2.5 単位から開始するため，至適濃度を決定するのに時間を要するのが難点である．例えば図 4 の症例は 2.5 単位から開始し，2 週間後に効果なく 5 単位に濃度を上げ，さらに 2 週間後に 7.5 単位を投与し，上眼瞼後退症は軽快した．その後も数か月ごとに投与を繰り返し，そのうち症状は寛解に向かう．治療の目的は上眼瞼挙筋の拘縮を防ぎ，甲状腺眼症の慢性期を迎える際に眼瞼症状が恒久的変化に至らないようにすることである．

3．既に上眼瞼挙筋が拘縮している場合

上眼瞼挙筋に炎症がなく，ボツリヌス注射も効果がなければ，上眼瞼挙筋は拘縮しており外科的治療(上眼瞼挙筋延長術や上眼瞼挙筋部分切腱術など)の適応となる．

4．眼瞼症状による視力低下

甲状腺眼症患者が視力低下を訴えた場合，多くは角膜障害によるものである．上眼瞼後退症のため夜間薄目を開いていること(閉瞼不全)，日中，瞬目が減少していること(Stellwag 徴候)に加え，眼球突出による眼表面の露出面積が増大していること，さらに下眼瞼内反症などが重なり角膜障害をきたす．甲状腺眼症の患者では角膜保護薬の点眼に加え，意識して瞬きをすることなども症状緩和に大切である．

眼球突出・眼球運動障害

若年者では，外眼筋肥大は稀で眼窩脂肪の増生が主だが，眼窩支持組織が軟らかいため眼球突出が高度となる．整容的な問題は無視できるものではなく，外出を控える，濃いサングラスを屋内でも外さないなど整容的苦痛は我々の想像以上に強いものである．視機能障害がなければ眼窩減圧術を積極的に勧めることはなかったが，最近では balanced decompression (lateral and medial wall decompressions) や lateral wall decompression など眼窩外壁からのアプローチが用いられるようになり，複視などの副作用の発症率は非常に低く，さらに眼球突出に著効することから，視機能障害がなくても整容面の改善を目的に手術を行う施設も増加している[2)3)]．

一方，中高年では眼窩支持組織が硬いため，眼球突出よりも眼窩内圧の上昇や外眼筋肥大による眼球運動障害が前面に出てくる．

1．治療方針の決定

炎症があれば消炎が優先されることから，まず MRI で炎症の有無を確認する．MRI では，T1 強調画像冠状断で外眼筋の大きさを，STIR 法で炎症の有無を確認する(図 5)．内外直筋のコカコー

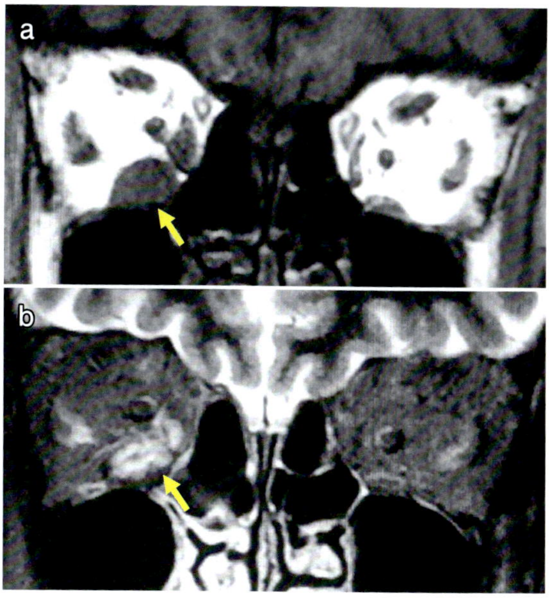

図 5.
眼窩 MRI 冠状断
a：T1 強調画像，右下直筋の肥大が認められる．
b：STIR 法，右下直筋が高信号に描出され，炎症ありと判断する．

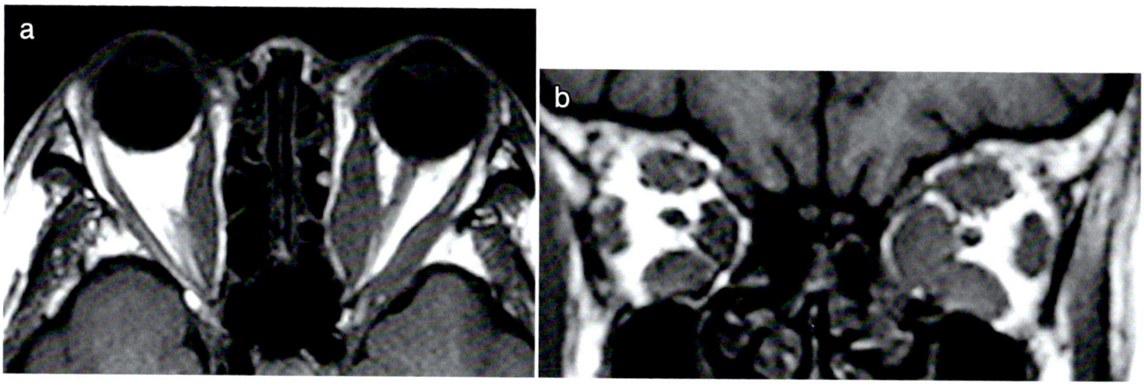

図 6. 左圧迫性視神経症．MRI T1 強調画像
a：軸位断，内直筋のコカコーラボトル状の肥大を認める．
b：内外直筋，上下直筋，上斜筋の全外眼筋が肥大しているが，左のほうが重症である．

ラボトル状の肥大は軸位断でよく分かる(図 6)．

2．炎症がある場合

罹患筋が単筋の場合はまず罹患筋に直接ケナコルト®を投与(球後注射もしくはテノン嚢下注射)することで対応してもよい．ただし，局所投与で治まらない場合や他の外眼筋に炎症が生じてきた場合は全身投与が必要である．

複数筋が罹患筋の場合にはステロイドパルス療法の適応である．ステロイドパルス療法(1 クール：メチルプレドニゾロン 1 g×3 日間)はトータルで 8 g を超えると肝障害が有意に増加することが指摘され[4]，ミニパルス(メチルプレドニゾロン 500 mg×3 日間)を 3 クールが妥当なものになるか現在検討が行われている．一般的には，ステロイドパルス療法を 3 クールでその後は内服プレドニン 30 mg から 2 週間おきに漸減する．消炎にはおおよそ半年かかると予測し，患者には甲状腺眼症が年単位の疾患であることをよく理解させること，再燃もありえることを説明しておく．

3．炎症がない場合

MRI で炎症がないと判断された場合，またはステロイドパルス治療後おおよそ 3 か月～半年経過し MRI で炎症が治まったと判断された場合には，外科的治療に入る．

眼球突出に関しては眼窩減圧術，複視に対しては斜視手術となる．斜視手術は罹患筋の後転が基本である．罹患筋としては下直筋と内直筋が多いことから，術式も下直筋後転，内直筋後転が主体となる．

圧迫性視神経症(図6)

まず対光反射を確認する．対光反射は視神経炎のときのような明らかなRAPD(相対的瞳孔求心路障害)よりは，「迅速だが不十分」を呈することが多い．眼球突出は著明ではないことも多く，眼圧は上昇している．限界フリッカ値(CFF)は低下し，視神経障害は循環不全による虚血性の要素も加わることから視野では下半盲傾向を呈することもある．MRI軸位断では肥大した内外直筋に視神経が眼窩先端部で圧迫されているのが描出される(図6-a)．冠状断では下斜筋以外の外眼筋の状態が確認でき(図6-b)，眼窩先端部では上下直筋，内外直筋に視神経が圧迫されているのが分かる．

1．ステロイドパルス療法

圧迫性視神経症を発症していれば，準緊急疾患として治療を開始する必要がある．遅くとも発症後1か月以内には開始する．まずはステロイドパルス療法を3クール施行し，消炎を図る．その後はプレドニン30mg内服から漸減するが，放射線治療に入る場合は持続してプレドニン30mgの内服を続ける．

2．放射線治療

放射線治療に関してはオープントライアルでの有効率は60%と報告された[4]．筆者は，放射線療法は圧迫性視神経症の症例にはステロイドパルスのあと続けて施行することが多い．治療は放射線科で施行されるが，2Gを10回の20Gが一般的である．それ以上の照射は意味がないとされる[5]．重症の高血圧や糖尿病の患者では微小血管閉塞をきたす危険性から適応外とされている．放射線療法は外眼筋の線維化を促進することから，若年者では重症例を除いては積極的に勧めるものではない．よい適応は比較的高齢で，圧迫性視神経症を呈している，もしくは消炎後，早期に斜視手術に持ち込みたい症例が挙げられる．

3．眼窩減圧術

重症の圧迫性視神経症では眼窩減圧術をステロイドパルス療法の前に施行することもある．重症眼に眼窩減圧術を施行し，その後，ステロイドパルス療法あるいは放射線療法に入ることもある．早期に治療を行えば圧迫性の場合は比較的予後がよいことから，治療は計画的に進め，無駄に経過観察しないことが重要である．

さいごに

甲状腺眼症の病態はさまざまであり，若年者では視機能障害よりも整容的苦痛が重きを占めるが，それを放置しないことの重要性を強調したい．中高年で発症する複視や視力低下はQOLを著しく低下させることから，適した時期に適した治療をし，後遺症を最小限にとどめることが重要である．正面視と下方視で複視がなく，中心視野が保たれることが，甲状腺眼症の重症例の治療目的と考えられる．

文　献

1) Shih MJ, Liao SL, Lu HY：A single transcutaneous injection with Botox for dysthyroid lid retraction. Eye, **18**：466-469, 2004.
2) Unal M, Leri F, Konuk O, et al：Balanced orbital decompression combined with fat removal in Graves ophthalmopathy：do we really need to remove the third wall? Ophthal Plast Reconstr Surg, **19**：112-118, 2003.
3) Takahashi Y, Kakizaki H, Shiraki K, et al：Improved ocular motility after balanced orbital decompression for dysthyroid orbitopathy. Can J Ophthalmol, **43**：722-723, 2008.
4) Bartalena L, Baldeschi L, Dickinson A, et al：Consensus statement of the European Group on Graves' orbitopathy (EUGOGO) on management of GO. Eur J Endocrinol, **158**：273-285, 2008.
5) Li Yim JF, Sandinha T, Kerr JM, et al：Low dose orbital radiotherapy for thyroid eye disease. Orbit, **39**：269-274, 2011.

MB OCULI. No. 25：65－73, 2015

◎特集／斜視診療のコツ

麻痺性斜視

OCULISTA

春石和子[*1]　三木淳司[*2]

Key Words：麻痺性斜視(paralytic strabismus)，動眼神経麻痺(oculomotor palsy)，外転神経麻痺(abducens palsy)，非共同性眼球運動(nonconjugate eye movement)，複視(diplopia)

Abstract：動眼神経麻痺，外転神経麻痺の発生原因として主に虚血性(血管性，血管障害性)，外傷性，圧迫性などがある．散瞳を伴う動眼神経麻痺は内頚動脈-後交通動脈瘤である可能性があるため，脳神経外科へすぐに紹介する必要がある．虚血性の予後は外傷性や圧迫性のものと比べて比較的良好であり，多くは発症から3〜6か月で自然治癒する．

治療法は，まず原因疾患の治療を行い，薬物療法を並行することで回復する割合は高くなる．複視がある場合は，発症から6か月までは必要に応じてプリズム療法，遮閉法などで管理する．発症から6か月以上経過し，複視が残存したまま症状が固定した症例については，視能訓練や手術療法が適応となる．自然治癒した動眼神経麻痺症例とプリズム療法の適応となった外転神経麻痺症例の検査所見を供覧する．

はじめに

麻痺性斜視(核・核下性眼球運動障害)は脳神経である動眼神経，滑車神経，外転神経が麻痺することにより生じる核性麻痺と，脳幹，クモ膜下腔，海綿静脈洞，眼窩の部位に障害が生じる核下性麻痺とがある(図1)．これらの麻痺性斜視の原因はときに直ちに治療が要求される場合があるため，病態を迅速かつ的確に見極める能力が要求される．本稿では動眼神経と外転神経の解剖生理，各神経麻痺の発生原因，予後と治療，各症例の検査結果を呈示して解説する．

滑車神経麻痺については次稿の上斜筋麻痺を参照のこと．

解剖生理

動眼神経核は脳幹被蓋背側傍正中部にある体性出力系細胞柱の最上部を占め，上丘レベルの中脳中心灰白質の腹側尖に位置する．神経核から起始した動眼神経は赤核の内側部を通過し，脚間槽から後大脳動脈と上小脳動脈との間を抜ける．その後，海綿静脈洞内を通過し，上眼窩裂を通る直前に上枝と下枝に分岐し，上枝は上直筋，上眼瞼挙筋，下枝は内直筋，下直筋，下斜筋を支配する．ただし，上枝または下枝に限定された不全麻痺は，脳幹から眼窩に至るどの部位の障害でもみられる．毛様体筋と瞳孔括約筋を支配するEdinger-Westphal核は動眼神経核の背内側部に隣接して存在し，動眼神経内を並走するが，眼窩内で下枝下斜筋枝から分岐して毛様体神経節に入る．核と各筋との神経支配は，内直筋，下直筋，下斜筋は同側支配，上直筋は対側支配，上眼瞼挙筋と瞳孔括約筋は両側支配である．動眼神経麻痺が完全に起こると外下斜視，内方回旋斜視，内転障害，上転障害，下転障害，眼瞼下垂，散瞳，調節障害を呈するのが特徴である．

外転神経核は橋下部の顔面神経の神経線維に取

[*1] Kazuko HARUISHI，〒701-0192　倉敷市松島577　川崎医科大学附属病院眼科
[*2] Atsushi MIKI，同大学眼科学1，教授

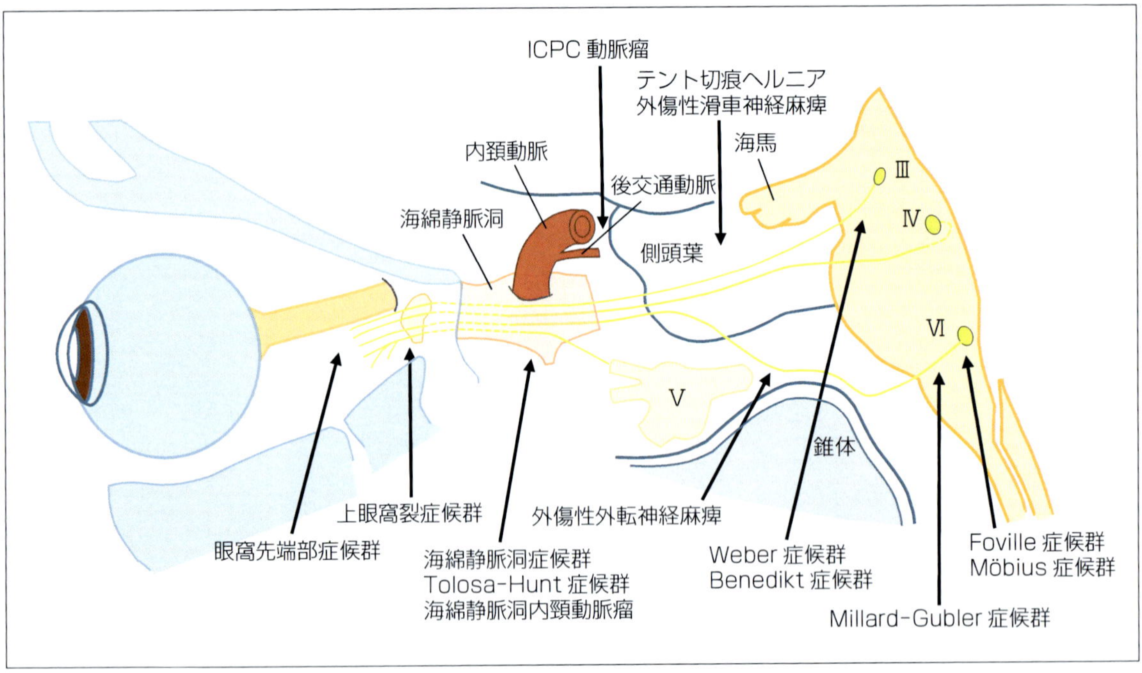

図 1. 眼球運動神経の障害部位と模式図
(大鹿哲郎(編)：眼科学Ⅱ，文光堂，pp. 838，2011 より引用，一部改変)

表 1. 動眼神経麻痺および外転神経麻痺と関連のある症候群

◆動眼神経線維束が障害した場合		
	障害部位	所見
Weber 症候群	大脳脚	同側の動眼神経麻痺と反対側の片麻痺
Benedikt 症候群	赤核	同側の動眼神経麻痺と反対側の企図振戦

◆外転神経線維束が障害した場合		
	障害部位	所見
Möbius 症候群	外転神経核の形成不全	両側の外転神経麻痺と顔面神経麻痺，水平注視麻痺
Foville 症候群	橋下部背側	一眼の外転神経麻痺と顔面神経麻痺，水平注視麻痺，反対側の片麻痺
Millard-Gubler 症候群	橋下部腹側	一眼の外転神経麻痺と顔面神経麻痺，反対側の片麻痺

り巻かれて存在している．外転神経は同側支配であり，神経線維は橋と延髄の間から出て，内頚動脈の外側下方を並走し，海綿静脈洞内を通過した後，上眼窩裂を通り外直筋を支配する．外転神経麻痺が起こると内斜視，外転障害，患側への face turn を呈するのが特徴である．外転神経は海綿静脈洞で交感神経と近接して走行しているため，外転神経麻痺に Horner 症候群が併発している場合は海綿静脈洞に病巣があると示唆される．

海綿静脈洞から眼窩先端部の間は動眼，滑車，外転神経が並走している．この部位に病変が生じ，動眼，滑車，外転神経のすべてが麻痺した状態を全眼筋神経麻痺と言う．全方向の眼球運動障害，一眼の眼瞼下垂，散瞳，調節障害を呈する．

発生原因

動眼神経麻痺と外転神経麻痺の主な原因として虚血性，外傷性，腫瘍などの病変による圧迫性などが挙げられる[1)~6)]．動眼神経麻痺および外転神経麻痺と関連する症候群を表 1 に示す．

動眼神経麻痺をみたら，まず内頚動脈-後交通動脈瘤を念頭に置かなければならない．動眼神経は内頚動脈-後交通動脈の近傍を走行するため，動脈瘤による圧迫が動眼神経麻痺を引き起こす．また動脈瘤は動眼神経線維束の瞳孔運動線維を圧迫するため瞳孔が散大する(図 2)．動眼神経麻痺に患側の瞳孔散大を認めたら直ちに脳神経外科へ紹介するべきである．最も発生頻度の高い虚血性の動眼神経麻痺は，糖尿病や高血圧などの循環障害によって生じるタイプである．これらは眼球運動線維のみ障害されるため瞳孔不同はないもしくは軽度であり，ほとんどが1.0 mm以下の瞳孔不同であると報告されている[8)9)]．ただし，初診時に瞳孔が正常であっても，動脈瘤による動眼神経麻痺は発症から数日して散瞳が出現することもあるため，初診時から1週間は動脈瘤の可能性も考慮して経過観察することが必要である．表2に動眼神経麻痺の検査方針を示す．

動眼神経麻痺の回復過程において，動眼神経線維の異常再生により異常連合運動がみられることがある．動眼神経支配である筋のすべてあるいはその一部が連動するため，さまざまな症状が出現する．代表的な所見として，下転時に眼瞼が挙上する眼瞼の異常連合運動をpseudo Grafe症状，対光反応は消失し，内転および輻湊時に縮瞳する瞳孔の異常連合運動をpseudo Argyll Robertson瞳孔と言う．動眼神経異常再生の原因疾患は動脈瘤や外傷性の頻度が高く，虚血性での報告例はない[10)]．

外転障害を呈する眼球運動障害の鑑別疾患に甲状腺眼症，眼窩内壁骨折，Duane症候群などがあるため甲状腺ホルモン値や抗甲状腺自己抗体などの血液検査，外傷の既往，内転時の瞼裂狭小と眼球後退の有無を確認する必要がある．

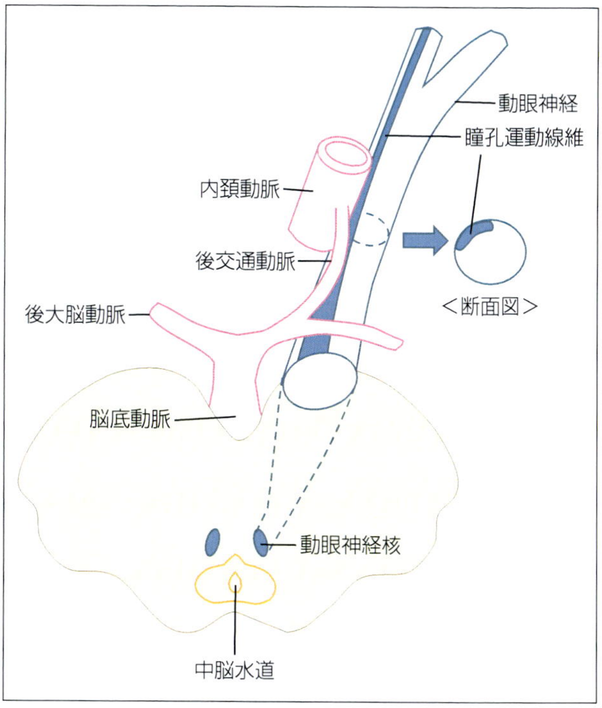

図 2. 動眼神経内の瞳孔運動線維の走行模式図
（文献7より引用，一部改変）

眼位・眼球運動検査のコツ

麻痺性斜視の多くは複視を主訴に来院する．複視の症状と既往歴などから，疑われる疾患を推測して検査の選択ができれば，円滑な診断の確定につながる．

麻痺性斜視は特徴として非共同性眼球運動を呈するため，むき眼位によって複像間距離が変動する．予診において，むき眼位により複像間距離が変動する場合は，眼位検査を行う際，右眼固視と

表 2. 動眼神経麻痺の検査方針（文献7より引用，一部改変）

瞳孔所見＼年齢	40歳未満	40歳以上
正常	○内科的精査（糖尿病，高血圧の有無などをチェック）＋造影MRI	○内科的精査（糖尿病，高血圧の有無などをチェック）＋経過観察（3日後，1週間後，3か月後） ○3か月で改善しない場合*や初診時に患者の希望があれば造影MRI＋MRA
散大	○造影MRI＋MRA ＋直ちに脳神経外科へ紹介 →3-dimensional CT Angiography（3D-CTA） 脳血管撮影	

血管性動眼神経麻痺は，3か月で約80%が完全回復する．
*不完全動眼神経麻痺は，全例造影MRI＋MRAを行う．

左眼固視での眼位を定量するとよい．麻痺性の眼球運動障害であれば健眼固視より麻痺眼固視の偏位量が大きくなるため麻痺眼を判定することができる．併せてHess赤緑試験を施行することで麻痺眼と麻痺筋の検出ができる．麻痺性斜視であれば左右眼のチャートは非対称となり，麻痺眼のチャートは小さく描出される．

上記の検査で多くの麻痺性斜視は判定が可能であるが，回旋斜視の定量はHess赤緑試験では評価できないため，大型弱視鏡を用いて評価するとよい．また9方向眼位写真を記録として残しておくと経過を観察する際に有用である．

検査中の注意点として，麻痺性斜視の患者は複視が消失する方向へ頭位を代償しやすいため，常に正面視で評価できているか留意する必要がある．

治療と予後

頭部画像診断，血液検査などにより原因検索を行い，まずは原因疾患の治療を行う．神経学的検査や髄液検査が必要な場合には，神経内科に紹介し，脳腫瘍や脳動脈瘤の治療は脳神経外科に依頼するなど原因疾患に応じて専門科に紹介する．並行して眼科では経過観察を行う．

麻痺性斜視の予後は発症後3～6か月は自然回復の傾向がみられるが，その回復率の報告には幅がある[2)～6)]．原因別での回復率は，虚血性が最も高く，外傷性や動脈瘤・腫瘍などの圧迫性の回復率は不良な割合が高い[2)4)6)]．その点を踏まえて，眼科での治療を適宜選択していく．なお，現時点において本邦では治療を認可されていないが，将来的にボツリヌス療法も行われる可能性がある．

1．薬物療法

保存的治療として発症から3～6か月の自然回復期間は薬物投与にて経過観察を行う場合があり，治療対象は，発生原因が虚血性，外傷性，感染性である．神経の回復，循環障害の改善を促す目的としてビタミンB_{12}製剤，ATP製剤，血管拡張剤などを用いる[11)]．三村ら[12)]によると発症早期から観察した例において，薬物治療にて複視が消失した割合は8割以上と高い．

2．プリズム療法，遮閉法

プリズム療法の目的は複視の消失であり，適応しやすい症例は，水平斜視角約10Δ，垂直斜視角約3Δ[13)14)]で上下偏位，回旋偏位が大きい場合は満足度が得られにくい[13)]．また麻痺性斜視は非共同性であるため，全方向で複視を消失するのは困難であり，主に第一眼位の複視の矯正に用いる．

プリズムは組み込み式とFresnel膜プリズムの2種類があり，各々の利点と欠点に応じて選択する．組み込み式は眼鏡のレンズに組み込むため，見ためは通常の眼鏡と変わらず視力低下はきたさないが，作製度数に限界があり通常は片眼で5Δが限度である．Fresnel膜プリズムは眼鏡のレンズの形に合わせてカットし貼付するタイプで容易に取り外しができる．偏位量が変化した場合は度数を変更することで対応が可能である．また外転神経麻痺で遠見時のみ複視がある場合にはレンズの上半分にのみ貼付できる[15)]．度数は1～40Δと範囲は広いが，膜にスジが入っているため見ためが悪く，汚れが付着しやすい．また，度数の上昇に伴い視力が低下するのが特徴である．

プリズムにより複視が消失しない場合は，オクルーダーレンズ，遮閉膜やメンディングテープによる片眼遮閉や部分遮閉を試みるとよい．

3．視能訓練

後天性眼球運動障害に対する視能訓練の積極的適応として，深井[16)]は以下を挙げている．

1）後天性眼球運動障害の発症原因となった疾患の急性期治療が終了した状態である．

2）第一眼位で融像がみられるか，または潜伏性融像(他覚的斜視角の中和により融像が得られる状態)が認められる．

3）訓練利得が認められる．

4）自然治癒傾向が認められない．

5）社会復帰に積極的である．

訓練は症例に応じて各種組み合わせて行う．①衝動性眼球運動訓練では麻痺筋の可動域を回復さ

図 3.
症例 1. 初診時検査所見
APCT：交代プリズム遮閉試験，R)fix：右眼固視，L)fix：左眼固視，XT：外斜視，RHT：右上斜視

眼位は外斜視，右上斜視を呈し，左眼固視で偏位量が大きい．左眼の眼瞼下垂，ごく軽度の瞳孔不同，ひき運動では左眼の内転，上転，下転障害がみられる．

```
Deviation
    APCT  0.3m  R)fix       25 △ XT' &   4 △ RHT' (cc)
                L)fix    30〜35 △ XT' &   5 △ RHT' (cc)
          5m   R)fix       20 △ XT  &   4 △ RHT  (cc)
                L)fix    30〜35 △ XT  &   5 △ RHT  (cc)
Lid fissure width   9.0 / 2.0 (mm)
Pupil size          3.0 / 4.0 (mm)
Duction
          R)             6.0                L)        2.0
       9.0 ───┼───  8.0            1.0 ───┼───  7.0
                     6.0                        4.0    (mm)
```

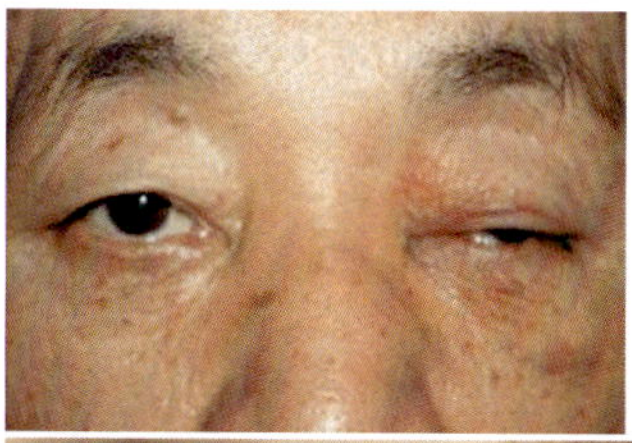

図 4.
症例 1. 初診時の 9 方向眼位写真，Hess 赤緑試験
　a：左眼に不完全な眼瞼下垂を認める．
　b：9 方向眼位写真：左眼の内転，上転，下転障害を呈する．
　c：Hess 赤緑試験：麻痺眼は左眼と判断でき，左眼の内転，上転，下転障害を認める．

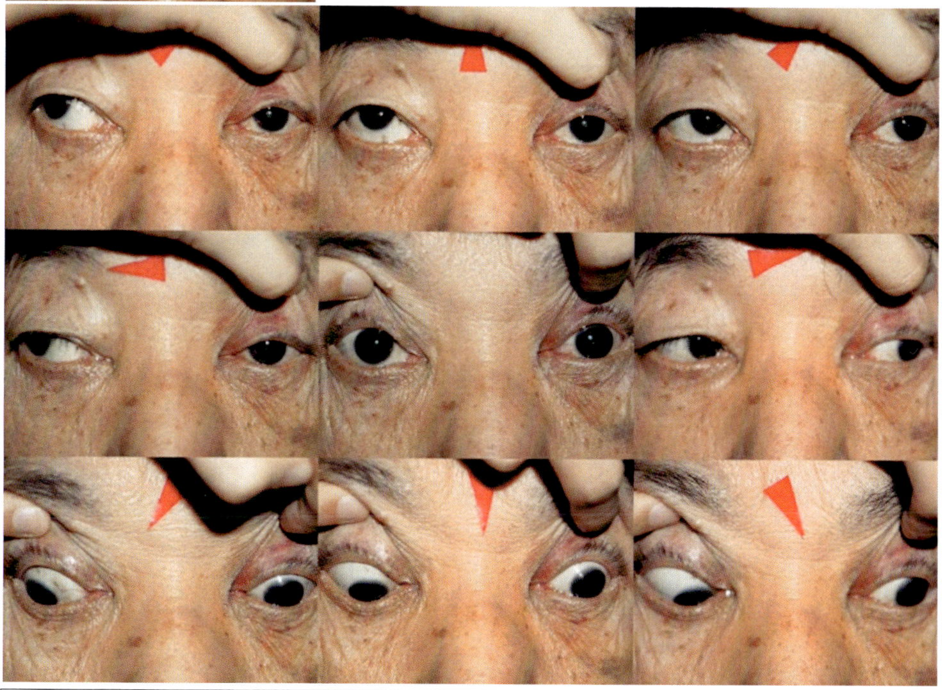

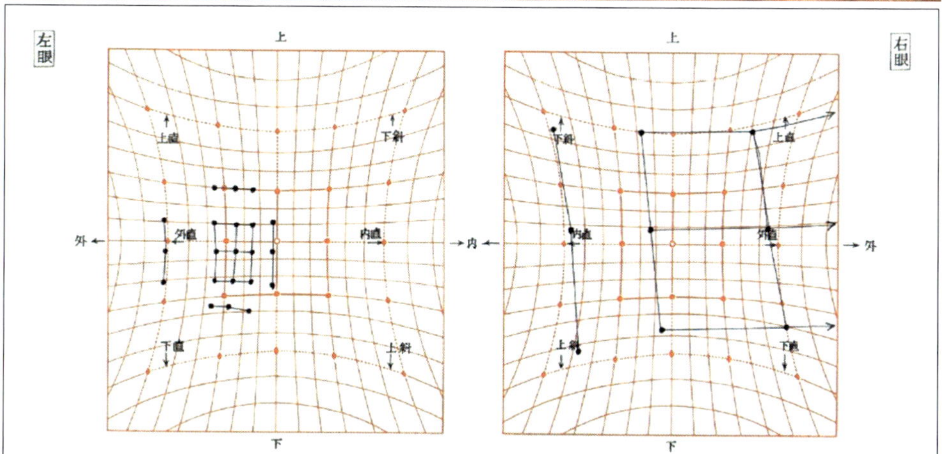

S：複視は気にならなくなった．
右方視時で複視（±）だが日常生活上不自由はない．

O:Deviation

APCT　0.3m　R)fix　　8 ⊿ X' &　2 ⊿ RH'　(cc)
　　　　5m　R)fix　　4 ⊿ X &　2 ⊿ RH　(cc)

Lid fissure width　9.0 / 8.0 (mm)

Duction
L)
　　　7.0
8.0 ―――+――― 8.0　(mm)
　　　8.0

図 5.
症例 1．動眼神経麻痺発症後 5 か月の検査所見
APCT：交代プリズム遮閉試験，R)fix：右眼固視，L)fix：左眼固視，X：外斜位，RH：右上斜位
眼位は外斜位，右上斜位となり，自覚的に右方視以外での複視は消失した．左眼の眼瞼下垂，内転，上転，下転障害も軽快した．

a

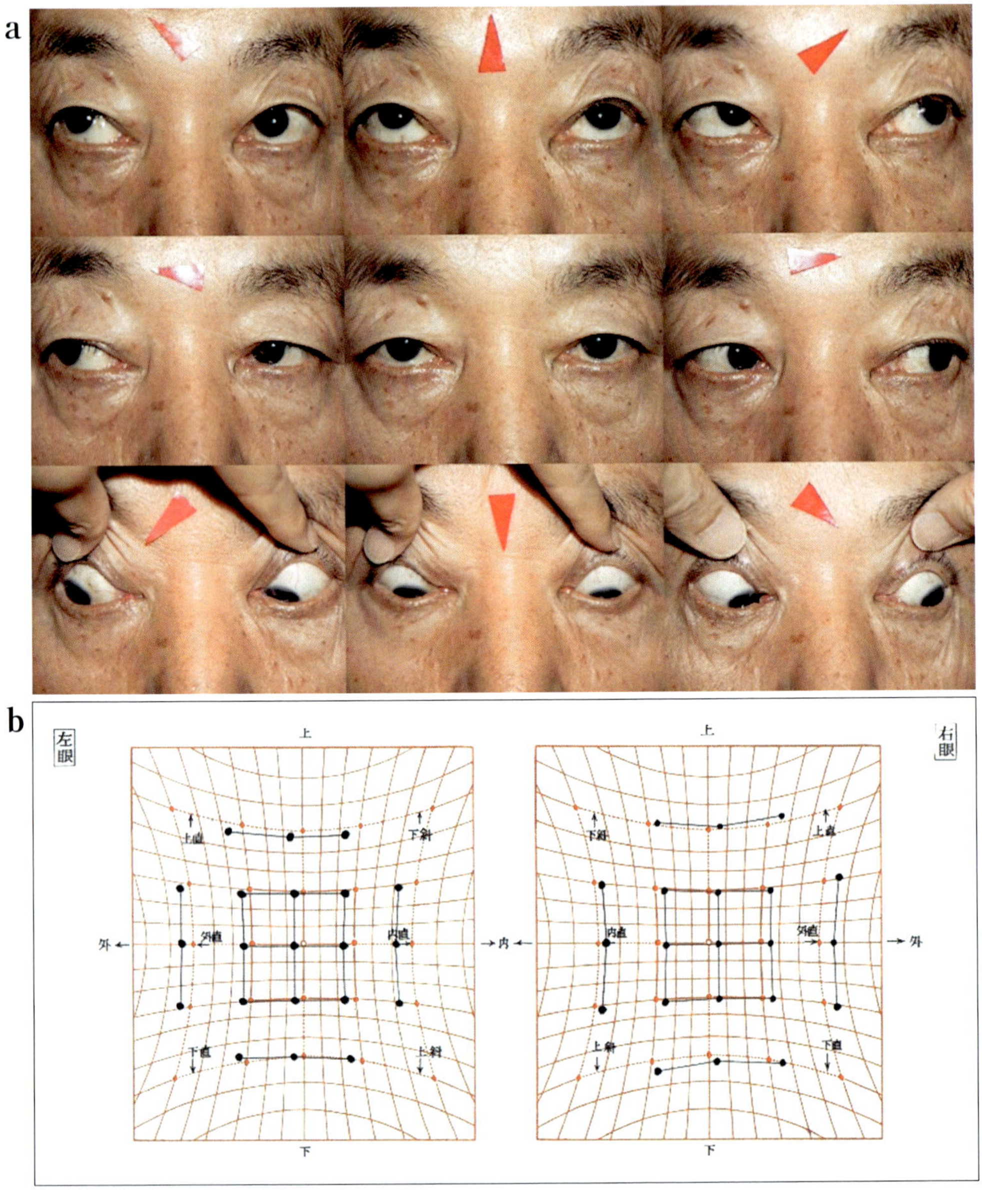

図 6．症例 1．動眼神経麻痺発症後 5 か月の 9 方向眼位写真，Hess 赤緑試験
a ：9 方向眼位写真：左眼眼瞼下垂は改善し，左眼の内転障害，上転障害，下転障害も改善した．
b ：Hess 赤緑試験：左眼の内転障害，上転障害，下転障害は軽快した．

せる．②感覚性融像の訓練では，融像の安定化を促し，③運動性融像の訓練では，融像幅の増強と融像域の拡大を促す．④感覚性融像および運動性融像の訓練は大型弱視鏡を用いて行い，融像の回復に伴い日常視に近づけるため，Bagolini 線条眼鏡に移行させる．⑤輻湊訓練では融像と眼位の安定化を促す．

訓練に際しては適応を見極め，訓練利得を綿密に確認しながら行うことが重要である．

4．手術療法

発症から6か月以上経過し，症状が固定して自然回復傾向がみられず，第一眼位で複視が残存し，プリズム療法の適応外であれば，残余斜視に対して斜視手術を行う．

動眼神経不全麻痺の水平偏位に対して内直筋短縮または内外直筋の前後転，上下偏位に対しては上直筋・下直筋の短縮または前後転を行う．完全麻痺では筋移動術も状況に応じて考慮する．

外転神経麻痺は外直筋の残存機能に応じて内直筋後転，外直筋短縮または内外直筋前後転，上下直筋移動術を施行する．

手術では全方向での複視の消失が困難であることを前提に，正面視のみの矯正目的として用いる．動眼神経麻痺の完全治癒は難しく，術後はプリズム療法または視能訓練の適応になる場合がある．

症例呈示

＜症例1＞66歳，男性

主　訴：複視．

現病歴：1週間前にチェーンソーで樹木を伐採していたところ，顔面に倒木し，左顔面を打撲し意識消失．外傷性脳幹出血（中脳～橋左方，内方に出血）と診断される．受傷後から物が二重に見えるようになった．

初診時所見：眼位は外斜視，右上斜視であり，左眼固視で偏位量が大きい．左眼の眼瞼下垂，ごく軽度の瞳孔不同を呈している．左眼のひき運動は内転，上転，下転に制限がある（図3）．9方向眼位写真でも左眼の眼瞼下垂，左眼の内転，内上転，外上転，外下転の制限があり（図4-a，b），Hess 赤緑試験でも同様の所見（図4-c）が認められることから左眼の動眼神経麻痺（外傷性）との診断に至る．

経　過：動眼神経麻痺を発症してから5か月後には正面視での複視は完全に消失し（図5），左眼の眼瞼下垂，眼球運動障害もほぼ改善した（図6）．

＜症例2＞17歳，男性，工事作業員

主　訴：複視．

現病歴：工事現場で作業中，頭上1.5 m の高さから200 kg のブロック塀が落下し，頭に直撃した．受傷後より複視を自覚するようになったため，当科紹介受診となる．

初診時所見：眼位は内斜視であり，遠見時の偏位量が近見時の偏位量より大きい．ひき運動では両眼とも外転制限が認められる（図7）．9方向眼位写真でも両眼の外転制限を呈し，Hess 赤緑試験でも同様の所見（図8）が認められることから両眼の外転神経麻痺（外傷性）との診断に至る．

経　過：外転神経麻痺発症後6か月で内斜視の偏位量は減少し（図9），両眼の眼球運動障害もほぼ改善した（図10）．遠見の残余斜視角に対して両眼に5Δの組み込み式プリズム眼鏡を処方したところ，遠見時の複視は消失した．

文　献

1) Rucker CW：The causes of paralysis of the third, fourth and sixth cranial nerves. Am J Ophthalmol, **61**：1293-1298, 1966.
2) Rush JA, Younge BR：Paralysis of cranial nerves Ⅲ, Ⅳ, and Ⅵ. Cause and prognosis in 1,000 cases. Arch Ophthalmol, **99**：76-79, 1981.
3) 大庭正裕，木井利明，竹田　眞ほか：最近の5年間における外転神経麻痺の統計的観察．眼臨，**83**(10)：2036-2039，1989.
4) Richards BW, Jones FR, Younge BR：Causes and prognosis in 4,278 cases of paralysis of the oculomotor, trochlear, and abducens cranial nerves. Am J Ophthalmol, **113**(5)：489-496, 1992.
5) Kobashi R, Ohtsuki H, Hasebe S：Clinical studies of ocular motility disturbances. Part 1. Ocular

S:複視(+)
O:Deviation
　　APCT　0.3m　R)fix　　　　　　45△ ET' (cc)
　　　　　　　　L)fix　　　　　　45△ ET' (cc)
　　　　　　5m　R)fix　(30＋30〜35)　△ET (cc)
　　　　　　　　L)fix　(30＋30)　　　△ET (cc)
　Duction
　　　　　　R)　　8.0　　　　　　L)　8.0
　　　2.0 ────┼──── 11.0　11.0 ────┼──── 3.0
　　　　　　　　8.0　　　　　　　　　8.0　　(mm)

図 7.
症例 2. 初診時検査所見
APCT：交代プリズム遮閉試験, R)fix：右眼固視, L)fix：左眼固視, ET：内斜視
眼位は内斜視を呈し，遠見時において偏位量は増大する．ひき運動で両眼の外転障害がみられる．

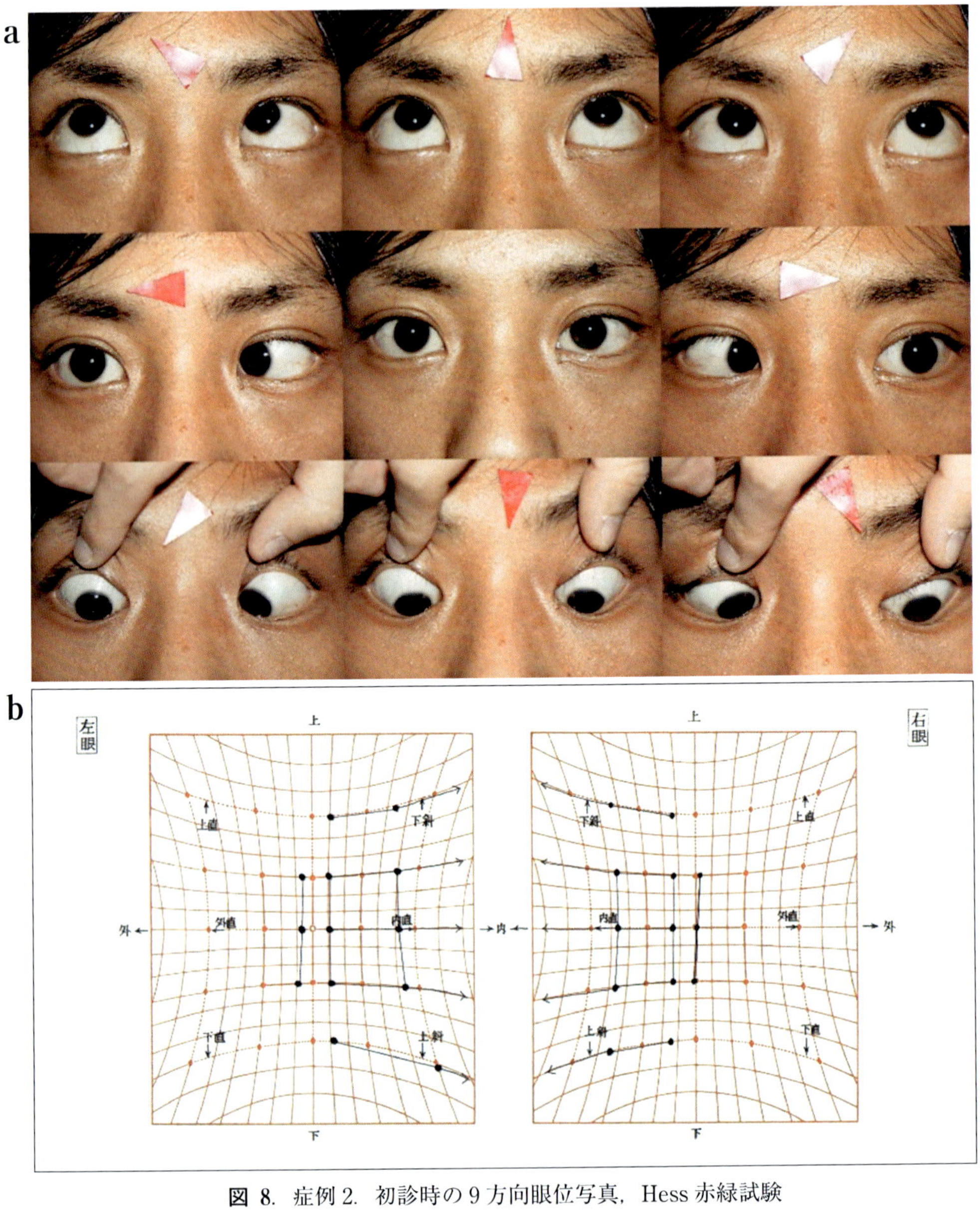

図 8. 症例 2. 初診時の 9 方向眼位写真，Hess 赤緑試験
　　a：9 方向眼位写真：両眼の外転制限がある．
　　b：Hess 赤緑試験：両眼の外転制限を認める．

図 9.
症例 2. 外転神経麻痺発症後 6 か月の検査所見
APCT：交代プリズム遮閉試験，R)fix：右眼固視，L)fix：左眼固視，EPT：内斜位-斜視，ET：内斜視，BO：基底外方，XPT：外斜位-斜視，E：内斜位

眼位は近見で内斜位-斜視となり偏位量は減少した．外転障害も軽快した．残存した複視に対して，両眼に 5Δ 基底外方の組み込み式プリズム眼鏡を試用したところ，複視は消失した．

S：近方視時 複視（±），遠方視時 複視（＋）
O：Deviation
APCT 0.3m R)fix 4△E(T)' (cc)
　　　　　 L)fix 6△E(T)' (cc)
　　　5m R)fix 10△ET (cc)
　　　　　 L)fix 12△ET (cc)
Duction
R)　　　8.0　　　　　　　　L)　　8.0
9.0 ──┼── 11.0　11.0 ──┼── 9.0
　　　　8.0　　　　　　　　　　8.0　(mm)

組み込み式プリズム眼鏡試用（右5 △BO, 左5 △BO）
APCT 0.3m R)fix 8△X(T)'
　　　5m R)fix 2△E

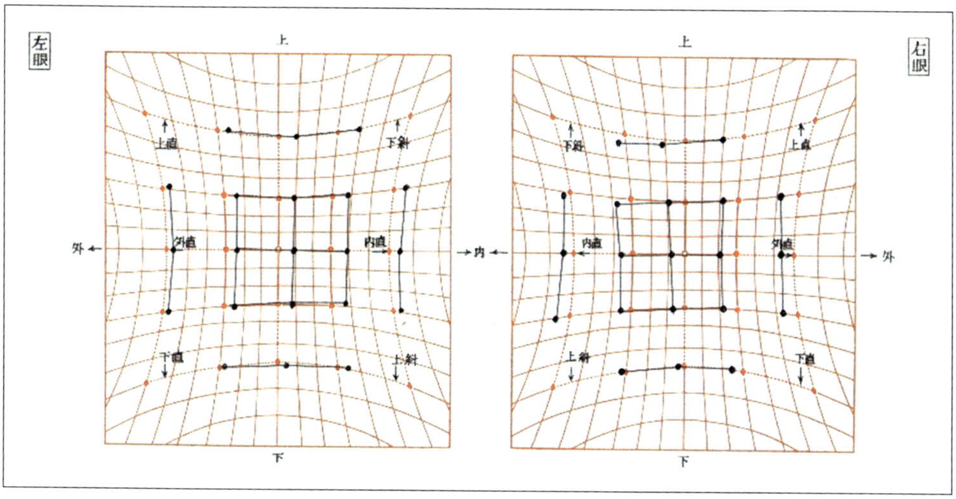

図 10. 症例 2. 外転神経麻痺発症後 6 か月の Hess 赤緑試験
両眼の外転障害は軽快した．

---

motility disturbances：causes and incidence. Jpn J Ophthalmol, **40**(4)：502-510, 1996.
6) 藤井雅彦，来栖昭博，三村　治：眼運動神経単独麻痺 211 例の検討．眼臨，**95**(7)：750-753, 2001.
7) 宮本和明：動眼神経麻痺．臨床神経眼科学（柏井聡編），金原出版，pp. 236-239, 2008.
8) Jacobson DM：Pupil involvement in patients with diabetes-associated oculomotor nerve palsy. Arch Ophthalmol, **116**：723-727, 1998.
9) Akagi T, Miyamoto K, Kashii S, et al：Cause and prognosis of neurologically isolated third, fourth, or sixth cranial nerve dysfunction in cases of oculomotor palsy. Jpn J Ophthalmol, **52**：32-35, 2008.
10) Green WR, Hackett ER, Schlezinger NS：Neuro-ophthalmologic evaluation of oculomotor nerve paralysis. Arch Ophthalmol, **72**：154-167, 1964.
11) 三村　治：神経眼科疾患の薬物治療．あたらしい眼科，**20**(9)：1231-1236, 2003.
12) 三村　治，内海隆生，木村亜紀子ほか：眼運動神経麻痺の予後―薬物治療でどこまで治るか？―．眼臨，**101**(2)：178-181, 2007.
13) 稲垣理佐子，浅野麻衣，正木勢津子ほか：複視に対するプリズム適応の検討．日視会誌，**35**：93-97, 2006.
14) 木村理恵，杉谷邦子，坂上敏枝ほか：複視に対するプリズム治療と多様な部分遮蔽法との組み合わせ．臨眼，**66**(12)：1677-1681, 2012.
15) 濱村美恵子：麻痺性斜視に対するプリズム治療．眼臨紀，**3**(1)：43-51, 2010.
16) 深井小久子：後天性眼球運動障害の視能訓練．日視会誌，**26**：49-61, 1998.

新刊書籍

イチから知りたい
アレルギー診療

― 領域を超えた総合対策 ―

2014年5月発行！

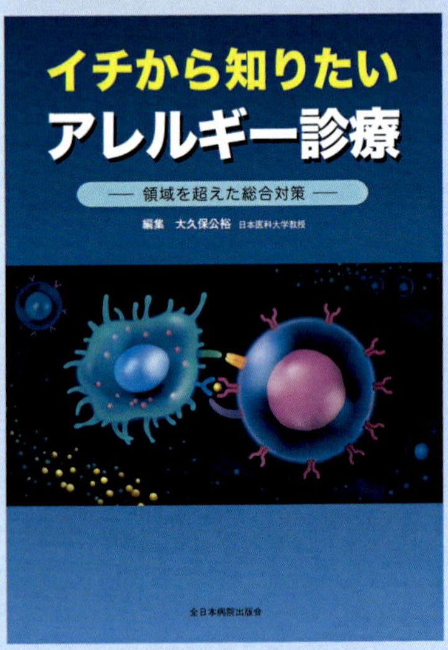

編集　日本医科大学教授 大久保公裕
B5判　オールカラー　全180頁　定価5,000円＋税

明日からの診療に役立つ
アレルギー診療“総合”対策マニュアルの
決定版！！

近年増加しつつあるアレルギー疾患。食物アレルギー、喘息、アトピー性皮膚炎、アレルギー性鼻炎、アレルギー性結膜炎などに対する、横断的な総合対策の必要性が高まっています。本書は、アレルギー診療の基礎から実践的な知識までを網羅。専門領域を超えた総合アレルギー医を目指す耳鼻咽喉科、内科、小児科、呼吸器内科、皮膚科の医師の方はもちろん、実地医療に携わる医師の方、包括的なケアに関わるコメディカルの方々にも手に取っていただきたい1冊です。

CONTENTS

全日本病院出版会
〒113-0033 東京都文京区本郷3-16-4　Tel:03-5689-5989
http://www.zenniti.com　Fax:03-5689-8030
お求めはお近くの書店または弊社ホームページまで！

MB OCULI. No. 25：75－83, 2015

◎特集／斜視診療のコツ

上斜筋麻痺

OCULISTA

佐伯美和[*1]　佐藤美保[*2]

Key Words： Parks の three-step test (Park's three-step test), Bielschowsky 頭部傾斜試験 (Bielschowsky head tilt test), 牽引試験 (traction test), 下斜筋減弱術 (inferior oblique muscle weakening), 上斜筋強化術 (superior oblique muscle strengthening)

Abstract： 上斜筋麻痺は上下斜視の原因として最も多い疾患で，大きく先天性，特発性，後天性に分けられる．先天性は解剖学的異常を伴うことが多く，頭位改善を目標に手術を行う．後天性は外傷や脳血管障害，虚血性疾患などによって発症し，回旋性の複視を訴える．発症後 6 か月経過観察しても改善がみられない場合，手術適応となる．臨床的診断として，Parks の three-step test や Bielschowsky 頭部傾斜試験を用いるほか，眼位写真，Hess chart，大型弱視鏡，double Maddox rod test，眼底写真が診断の助けとなる．CT や MRI の画像診断は，上斜筋の萎縮や欠損，左右差の有無などを術前に把握するうえで有用である．術式は，臨床所見，画像診断，術中の牽引試験を総合して決定する．下斜筋減弱術を第一選択とし，効果が不十分な場合，上斜筋強化術，上直筋後転術，健側の下直筋後転術などを併用する．

上斜筋の解剖・生理

上斜筋は滑車に入る約 10 mm 手前で筋から腱に変わる．滑車を出た後は上直筋の下を進みながら斜め後外側方に走り，上直筋付着部耳側端より 4～10 mm 後方に扇状に付着する．全長は約 60 mm と外眼筋のなかで最も長く，その約半分が腱である．支配神経となる滑車神経は，脳神経のなかでも頭蓋内外傷の影響を最も受けやすい[1]．作用方向としては，内方回旋作用が特に強く，下転，外転作用を併せもつ．

上斜筋麻痺の概要

上斜筋麻痺は，上下斜視の原因として最も多い疾患である．大きく先天性，特発性，後天性に分けられる．

先天性上斜筋麻痺は，生後 1 年以内に異常頭位が出現することが多く，治療は基本的に手術である[2]．一般に内転位で偏位が大きい上下斜視を呈し，下斜筋過動を伴うことが多く，やや顎を下げて健側方向を向き，頭を健側へ傾斜する異常頭位をとりやすい[3]．通常，広い融像幅をもち，異常頭位をとることによって良好な眼位を保っているため，斜視弱視の発生は少なく，両眼視機能も良好なことが多い[2]．しかし，幼児期から存在する眼性斜頚を放置することにより，小児期や学童期に顔面非対象や脊柱側弯症を引き起こしかねないため，頭位改善を目標に治療を行う．

発症時期や原因が明確に特定できない場合，特発性に分類される．先天性や特発性のなかには，成人になって融像が保てなくなり複視を自覚する代償不全型が存在する．幼少期写真での異常頭位の有無や，顔面非対称の有無を確認することは，先天性の代償不全型上斜筋麻痺の診断に有用である．顔面非対称は，頭を長期間健側に傾斜することと関連があると考えられている．両眼角を結んだ線と口角を結んだ線が健側で交わることで確認

[*1] Miwa SAEKI，〒431-3192　浜松市東区半田山 1-20-1　浜松医科大学医学部医学科眼科学
[*2] Miho SATO，同，病院教授

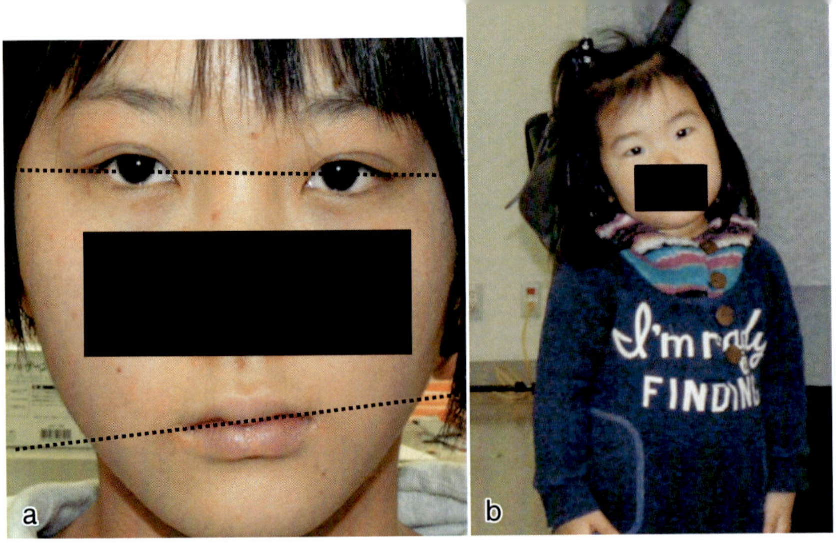

図 1.
a：顔面非対称を認める右上斜筋麻痺症例：両眼角を結んだ線と口角を結んだ線が健側（左）で交わる．
b：左上斜筋麻痺症例：頭部を健側（右）へ傾斜する異常頭位をとる．

できる[4,5]（図 1-a）．

後天性上斜筋麻痺は，外傷や脳血管障害，糖尿病・動脈硬化といった虚血性疾患などによって発症するため発症時期が明らかで，回旋性の複視を主訴とすることが多い[2]．特に両側性の場合は，上斜視が両眼にみられるために第一眼位での上下偏位は打ち消され，回旋性複視のみが著明に現れる．頭部傾斜試験が両側で陽性で，下方視で回旋偏位が大きくなり，V 型斜視であれば両側性を考える必要がある．特に交通外傷で強く頭部を打撲した症例では両側性麻痺を起こしやすい[6]．発症時期が明らかな後天性の場合，頭蓋内疾患や脳血管瘤の有無について画像検査を依頼する．特に他の神経症状を伴う場合は早急に施行すべきである．また，糖尿病や動脈硬化，高血圧などの虚血性疾患の有無や，甲状腺機能異常，重症筋無力症，ウイルスや細菌感染が疑われる場合，血液検査で全身検索を行うことも重要である．

診　断

臨床的な上斜筋麻痺の診断として，Bielschowsky 頭部傾斜試験や Parks の three-step test が広く知られている．しかし，臨床的な診断には限界があり，診断を確実にするために必要な画像診断についても述べる．

1．Bielschowsky 頭部傾斜試験

上斜筋麻痺では，頭部を患側へ傾斜すると，患眼の上転が増強し，健側へ傾斜させると上転が減弱する．上斜筋麻痺で観察される患眼の上転運動は，麻痺による上斜筋の下転作用の減弱と患眼上直筋の代償作用の亢進による．通常患者は診察室に入ってくるときから頭部を健側へ傾斜する異常頭位をとっていることが多い（図 1-b）．小児では患側への傾斜を嫌がる症例もあるため，遠くのおもちゃを見せて気を引いたり，保護者に患者の体幹を支えてもらったりすることも有用である．

2．Parks の three-step test

両眼の共同運動（むき運動）と Bielschowsky 頭部傾斜試験を組み合わせた上下斜視の麻痺筋の診断に利用される検査法で，次の 3 段階からなる．1）正面で上下斜視眼を診断する．2）上下斜視が左右どの向き眼位で増強するかを決定する．3）上下斜視が左右どちらへの頭部傾斜で増強するかを判定する．図 2 に例を示す．

3．眼位写真

日常診療では，臨床所見が典型的な上斜筋麻痺のパターンをとらない症例に多く遭遇する．特に小児では検査に非協力的で，診断に苦慮するケースも多い．また，患眼固視の症例では，健眼の眼瞼下垂や上転制限，Brown 症候群や double elevator palsy などとの鑑別が難しい症例も存在する（図 3）．写真で眼位を記録しておくことは，診察後に症例を見直すことや，治療方針を検討することができるため有用である．

4．Hess chart

上斜筋麻痺の Hess chart では，内下方が縮小す

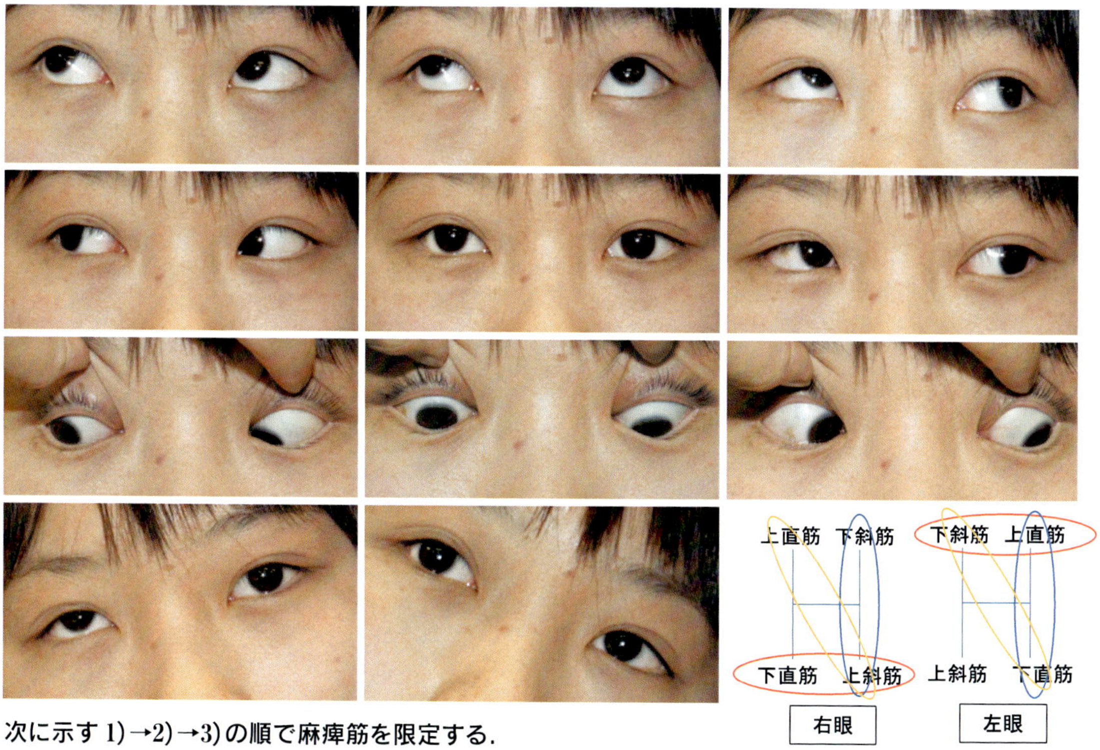

次に示す 1)→2)→3)の順で麻痺筋を限定する.

1）正面で右の上斜視(赤で囲んだ筋)：右上斜筋，右下直筋か左上直筋，左下斜筋の 4 筋に限定

2）左方視で右の上斜視が増強(青で囲んだ筋)：右上斜筋か左上直筋の 2 筋に限定

3）右への頭部傾斜で右の上斜視が増強(黄で囲んだ筋)：右上斜筋に限定

図 2. Parks の three-step test(右上斜筋が麻痺筋の症例)

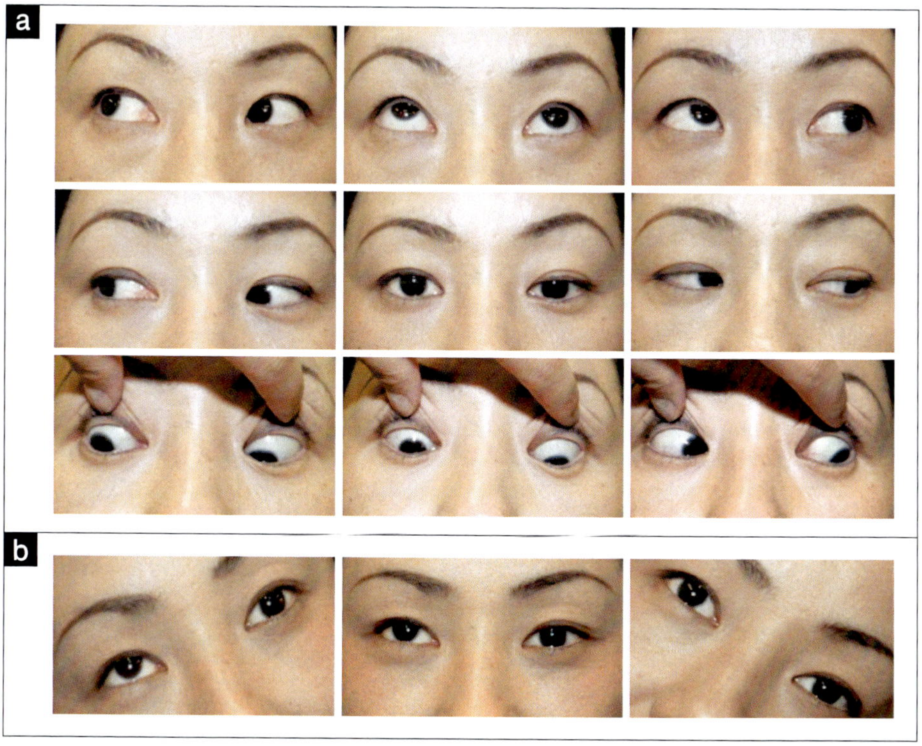

図 3. 右上斜筋麻痺

a：右眼(患眼)固視では，正面視で左眼(健眼)の下斜視や眼瞼下垂にみえたり，左眼(健眼)の上転障害や Brown 症候群にみえたりするため注意が必要である.

b：左眼(健眼)固視では右の上斜視となり，眼瞼下垂は認めない．右(患側)への頭部傾斜試験で陽性を認めるため，患者は左(健側)への頭部傾斜を好む.

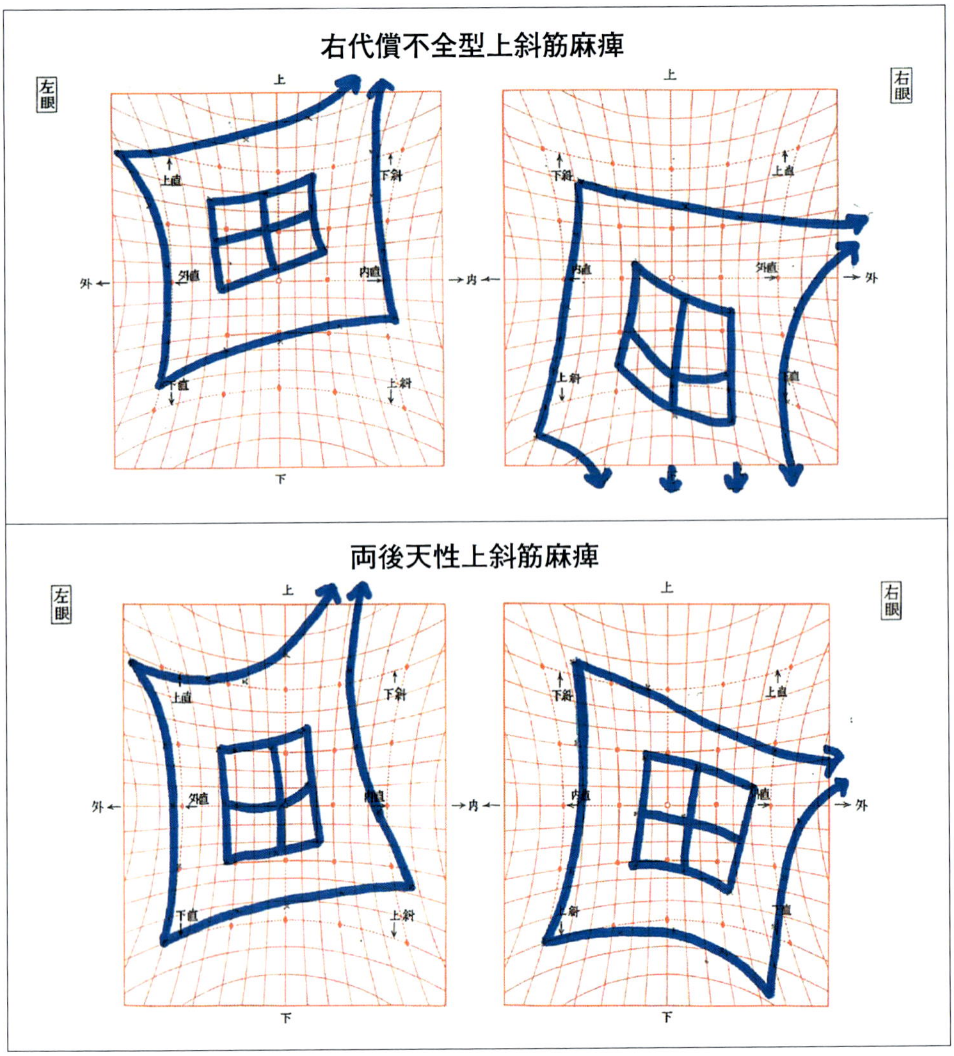

図 4. Hess chart

上斜筋麻痺の Hess chart では，内下方が縮小するパターンをとりやすい．片側性では上下偏位が検出できるが，両側性では検出しにくいこともある．

+2 5 R/L Ex 7	+1 3 R/L Ex 8	-2 3 R/L Ex 7
+3 3 R/L Ex 11	+2 4 R/L Ex 11	+3 4 R/L Ex 11
+10 6 R/L Ex 15	+3 5 R/L Ex 18	+7 7 R/L Ex 18

図 5. 両眼後天性上斜筋麻痺の大型弱視鏡による9方向眼位

各欄，上段は水平偏位（+：内斜，－：外斜），中段は上下偏位（R/L：右上斜，L/R：左上斜），下段は回旋偏位（Ex：外方回旋，In：内方回旋）を示す．数字はすべて度を表す．外方回旋偏位が下方視で増強している．

るパターンをとりやすい（図 4）．片側性であれば患眼は上斜し，Hess chart でも上下偏位が検出できるが，両側性の場合，両眼とも軽度上斜し，上下偏位は打ち消されるため，ほとんど正常に近いパターンが得られることもある．回旋偏位は視標に方向という要素が入ることで評価できるが，Hess chart では，赤い線分の交点に緑の矢印の先を合わせるもので，方向という要素は含まれていない．従って，回旋偏位が主な症状である上斜筋麻痺での眼位ずれの検出には次に述べる大型弱視鏡を行うほうが有用な場合もある[7]．

5．大型弱視鏡

大型弱視鏡では，水平・上下偏位に加え，回旋

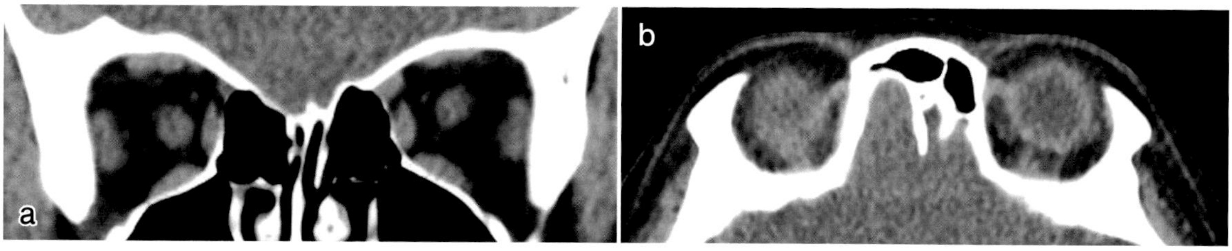

図 6. 右先天性上斜筋麻痺症例の CT 画像(撮影領域は 140 mm, スライス厚 2 mm で撮影)
冠状断(a)では左に比べ,右の上斜筋が萎縮している.水平断(b)では両眼の滑車部を確認できる.

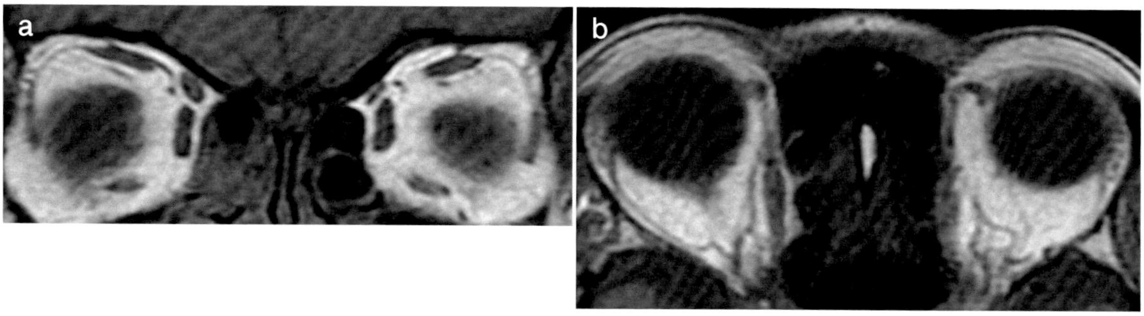

図 7. 左代償不全型上斜筋麻痺症例の MRI T1 強調画像
(撮影領域は 160 mm, スライス厚 3〜4 mm, マトリックス数 192×256 で撮影)
冠状断(a)では右に比べ,左の上斜筋が萎縮している.水平断(b)では両眼の滑車部を確認できる.

偏位を定量することができるため,後天性で回旋複視を訴える場合有用である.両側性では,外方回旋 15° 以上の回旋偏位を伴うことが多く,特に下方視で大きくなるが(図 5),人は正面から下方視を見て生活することが多いため,このことは患者にとって日常生活に大きな支障となる.下方視での回旋偏位は大型弱視鏡でなければ定量できない.

6．Double Maddox rod test

自覚的な回旋偏位を簡単に測定することができる.眼鏡試験枠をかけて各眼に赤と白の Maddox rod を垂直に入れる.頭をまっすぐにして光源を見ると 2 本の平行する線条が見える.2 つの線条がともに水平なら回旋偏位はない.傾いて見える場合,傾いて見えるほうの Maddox rod を 2 つの線が平行になるまで回転させる.そのときの眼鏡枠の角度が自覚的回旋角度である.

7．画像診断

上斜筋麻痺の診断が不確定の場合や,再手術が必要となった症例,上下偏位が大きく上斜筋の欠損が疑われるような症例では,画像診断が特に有用である.

a）CT

現在多く用いられるヘリカル CT は,以前の CT に比べ撮影時間が大幅に短縮し,小児でも少しの安静が得られれば 5 歳前後から鎮静剤を使用せずに撮影可能である.鎮静剤を用いる場合でも,トリクロホスナトリウムシロップ(トリクロリールシロップ 10%®)経口投与や抱水クロラール(エスクレ坐剤®)などの軽い鎮静で撮影を行える.前日遅めの就寝を促し,昼寝の時間を見計らって撮影を行うことも有効である.図 6 に右先天性上斜筋麻痺症例の CT 画像を示す.右の上斜筋が左に比べ萎縮している.

b）MRI

MRI の撮影時間は CT に比較して長く,20〜30 分程度の安静が必要となるが,外眼筋や視神経のほか,血管や結合組織も良好なコントラストで観察が可能で,炎症の有無も CT と比べ把握しやすい[8].これまでも,MRI を用いて上斜筋麻痺における上斜筋腱の異常と筋の低形成が合併しやすいことや[9][10],健側に対する患側の上斜筋の最大面積,体積が 75% 以下であれば上斜筋萎縮と判定するのが妥当と報告され,上斜筋萎縮の割合が病型

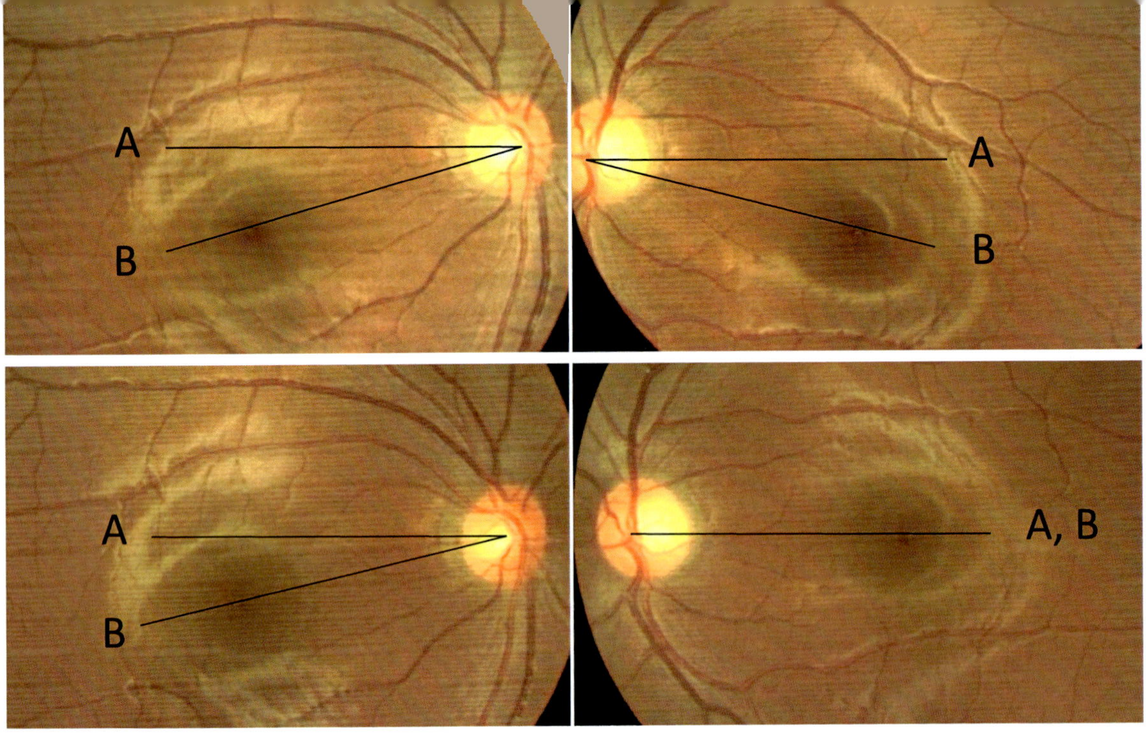

図 8. 両側後天性上斜筋麻痺症例の術前(上), 術後(下)の眼底写真(無散瞳カメラ：TOPCON TRC-NW8F)
A：乳頭中心を通る水平線　B：乳頭と中心窩を結ぶ線　術後に外方回旋は大きく改善した.

で異なることが指摘されている[9)11)]. 成人では, 上方, 下方に眼位を変えて上斜筋の収縮をみることで真の上斜筋麻痺と仮面上斜筋麻痺を区別することができる[12)]. また, 臨床所見ではBrown症候群にみえても, MRIによって反対眼の上斜筋麻痺と診断されること[13)]もあり, 確定診断のために画像診断は重要である. 図7は左代償不全型上斜筋麻痺症例のMRI T1強調画像である. 左の上斜筋が右に比べて萎縮している.

c）眼底写真

上斜筋は, 内方回旋筋であるため, 眼底写真で外方回旋偏位を確認することは, 上斜筋麻痺の診断に有用である. 無散瞳でも撮影できる. カメラに内蔵された固視標を固視させて眼底を撮影し, 視神経乳頭中心を通る水平線をA線, 視神経乳頭中心から中心窩に引いた線をB線とし, A線とB線のなす角を乳頭中心窩傾斜角とする[14)]. 正常者では黄斑部は視神経乳頭中心と下縁の間に存在する. ただし, 頭位や眼位によって回旋は変化することを知っておく必要がある. 図8に両側後天性上斜筋麻痺の症例を示す. この症例では術後に外方回旋偏位が大きく改善した.

治　療

上斜筋麻痺の手術にあたっては, 術式をどのように選択するかが重要である. 術式選択は, 眼位ずれの強い方向やずれの程度から決定する方法と, 上斜筋の形態から決定する方法がある.

1. 眼位ずれの強い方向やずれの程度から決定する方法[2)15)16)]

最も上下ずれの大きい向き眼位から, 上斜筋を7つのタイプにあてはめ(Knapp分類), 術式を決定する方法で, 複視の自覚が強い場所や, Hess chartでの偏位が最も大きい部位とも一致する. Knapp分類の図は検者から見た眼位, Hess chartでは患者側の眼位を表しているため両者は鏡像となることに注意が必要である(図9).

タイプⅠ：内転時の上転が強いもの(下斜筋過動が高度)→患眼の下斜筋減弱術.

タイプⅡ：内転時の上下ずれが内下転で強いもの(上斜筋遅動が高度)→上斜筋強化術や健眼の下直筋後転術.

タイプⅢ：内転時の上下ずれが上下全体にわたって明らかなもの(下斜筋過動と上斜筋遅動が

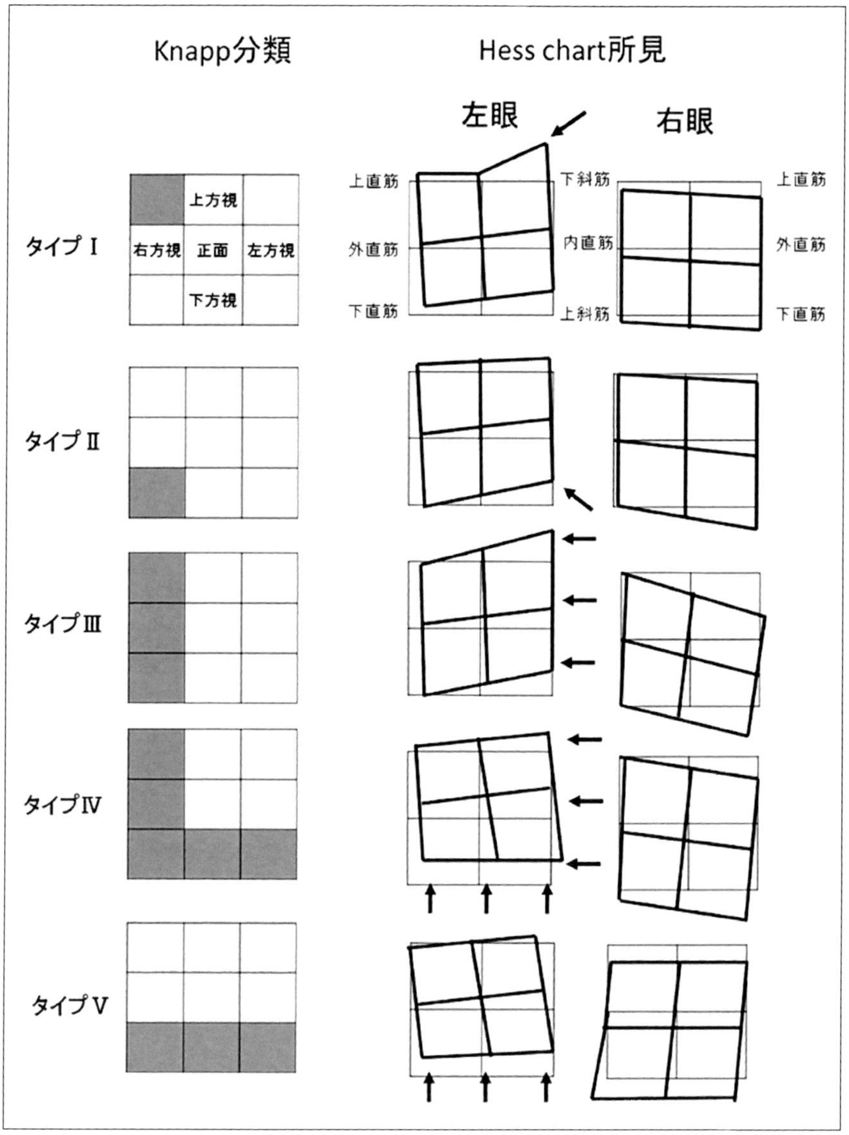

図 9.
左上斜筋麻痺患者における Knapp 分類と対応する Hess chart のパターン
Knapp 分類の図は検者から見た眼位，Hess chart では患者側の眼位を表しているため両者は鏡像となる．

高度)→下斜筋減弱術単独か下斜筋減弱術と上斜筋強化術併用．

タイプⅣ：上下ずれが内転および下方視全体で明らかなもの(タイプⅢ＋患眼の上直筋拘縮)→下斜筋減弱術に上直筋後転あるいは健眼の下直筋後転を併用(斜視角が大きければ上斜筋の縫縮を併用)．

タイプⅤ：上下ずれが下方視全体で明らかなもの(上斜筋麻痺が長期化した場合の上直筋拘縮と上斜筋遅動)→患眼の上直筋後転に上斜筋の縫縮か健眼の下直筋後転の併用．

タイプⅥ：両眼の上斜筋麻痺．

タイプⅦ：Brown 症候群を伴う上斜筋麻痺．

2．上斜筋の形態から決定する方法[2)5)]

向き眼位をしっかり検査できない幼小児においては，特に臨床所見に術前の画像診断や術中の牽引試験を総合して術式を決定する．先天性では，上斜筋腱の欠損や付着部異常などの解剖学的異常を伴うことがあり，上斜筋腱の異常に基づく上斜筋麻痺の分類が提唱されている[17)]．正常，Class Ⅰ：上斜筋腱が緩く長い，Class Ⅱ：上斜筋腱の付着部異常，Class Ⅲ：上斜筋腱が Tenon 囊に付着，Class Ⅳ：上斜筋腱の欠損の 5 つに分類される．このような上斜筋腱の解剖学的異常を呈するのは先天性上斜筋麻痺だけであり，後天性では上斜筋腱の付着部は原則として正常である．画像診断の

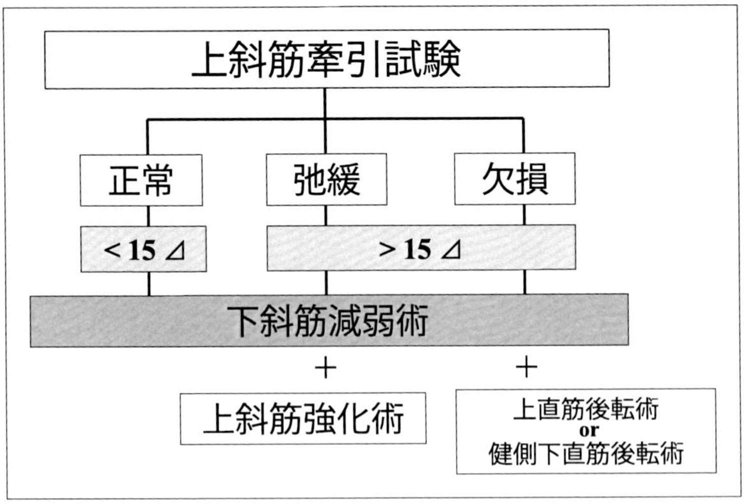

図 10.
先天性上斜筋麻痺の手術方法決定のフローチャート

進歩により，術前に上斜筋の付着異常の有無や筋の萎縮，左右差の有無を把握できるようになった．さらに術中の牽引試験を踏まえ，最終的に術式決定する．下記に当院での術式選択について述べる（図 10）．

a）第一眼位で上斜視が 15 プリズム以内の場合

臨床的に上斜筋麻痺と診断されているもののうち，第一眼位での上下斜視が 15 プリズム以内のものは，上斜筋が画像上にも機能的にも正常なことが多い．手術の第一選択は下斜筋減弱術で，多くの場合，1 回の手術で症状は消失する．

b）第一眼位で上斜視が 15 プリズム以上の場合

第一眼位が 15 プリズムを超える場合，下斜筋減弱術だけでは効果が不十分なことが多い．上斜筋強化術，上直筋後転術，健側の下直筋後転術などを追加する．全身麻酔下で牽引試験を行い[18]，上斜筋の緩みを認めない場合には健眼下直筋後転術，上斜筋腱の緩みを認めた場合には上斜筋強化術を併用する．

上斜筋強化術については，術後の Brown 症候群の発生が問題となるが，上斜筋腱の異常が理解されるようになり，上斜筋腱が著しく緩い場合には十分に縫縮を行っても Brown 症候群は起こりにくく，上斜筋腱の張りが正常に近い場合にはわずかの縫縮量でも術後に Brown 症候群を発症することが分かってきた[2)10)]．術前に上斜筋腱の緩みを把握し，術中に牽引試験を繰り返しながら最終的な縫縮量を決定することが重要である．

3．回旋複視に対する手術

後天性や代償不全型では複視の消失が手術の目的となる．後天性では自然治癒傾向があるため，手術に至る症例はあまり多くなく，Fresnel 膜プリズムや組み込み型プリズム眼鏡で対応可能な症例や，片眼遮蔽で一定期間経過観察をする症例もある．一般的には発症後 6 か月経過観察をして改善がみられない場合が手術の適応となる[2)]．

回旋偏位に対して人は広い融像域をもつため，上下偏位をプリズムで矯正することで複視の改善が見込まれる．上下偏位が 4 プリズム以内，回旋偏位が 8° 以内の高齢者であればプリズムによく適応すると報告されている[19)]．プリズムで矯正しても回旋性の複視が残る場合には原田–伊藤法や上下直筋の水平方向への移動術を考慮する．当科では術式としてそれほど困難でなく，上下偏位と同時に回旋偏位も矯正できる点で健眼下直筋の鼻側移動術を行っている．

4．術式選択の留意点

上斜筋麻痺を診断し治療を行うにあたっては，臨床所見や術前の画像診断，術中の牽引試験などを総合して術式を選択すべきである．上斜筋麻痺の診断が不確定の場合や，再手術が必要となった症例，上下偏位が大きく上斜筋の欠損が疑われるような症例では，画像診断が特に有用である．さらに，術前の画像検査で上斜筋の欠損が疑われるような症例や他の外眼筋の異常を伴っている可能性がある症例では，術中に上斜筋が見つからなかった際の術式変更を事前に想定し，予定術式と異なったり健眼の手術になったりする可能性があることや，複数回の手術が必要になる可能性についても，患者や家族に説明しておくことが大切である．

文　献

1）Helveston Eugene M：斜筋の手術解剖．眼臨医報，**81**：2270-2276，1987．

2）佐藤美保：上斜筋麻痺に対する手術治療．日本の眼科，**74**：457-460，2003．
Summary　上斜筋麻痺の術式につき，牽引試験の方法を踏まえ，日本語で分かりやすく解説している．

3）松橋正和：日本眼科学会専門医制度生涯教育講座 上斜筋・下斜筋の手術．日眼会誌，**110**：831-845，2006．

4）Paysee EA, Coats DK, Plager DA：Facial asymmetry and tendon laxity in superior oblique palsy. J Pediatr Ophthalmol Strabismus, **32**：158-161, 1995.

5）佐藤美保：上斜筋麻痺の診断と治療．日本視能訓練士協会誌，**40**：1-5，2011．

6）三村　治：複視．眼科，**47**：859-867，2005．

7）三村　治：つけよう！神経眼科力 複視 Hess とシノプトフォアを駆使しよう！　臨眼，**64**：852-855，2010．

8）西田保裕，井藤隆太，高橋雅士ほか：【眼科検査法を検証する】基本的な眼科検査法の検証 MRI，CT の適応と評価．臨眼，**52**：37-41，1998．

9）Sato M, Yagasaki T, Kora T, et al：Comparison of muscle volume between congenital and acquired superior oblique palsies by magnetic resonance imaging. Jpn J Ophthalmol, **42**：466-470, 1998.

10）Sato M：Magnetic resonance imaging and tendon anomaly associated with congenital superior oblique palsy. Am J Ophthalmol, **127**：379-387, 1999.
Summary　MRI を用いて先天性上斜筋麻痺の解剖学的異常を分かりやすく解説している．

11）河野玲華，大月　洋：上斜筋萎縮の定量的判定基準値の検討．あたらしい眼科，**31**：295-298，2014．

12）Demer JL, Miller JM：Magnetic resonance imaging of the functional anatomy of the superior oblique muscle. Invest Ophthalmol Vis Sci, **36**：906-913, 1995.

13）Kim JH, Hwang JM：Simulated Brown syndrome in the contralateral eye in superior oblique palsy. Neurol Sci, **34**：107-109, 2013.

14）中村愉美，三村　治，古河雅也：滑車神経麻痺に対する上斜筋前部前転術と下直筋水平移動術の比較．眼臨医報，**96**：411-416，2002．

15）Knapp P, Moore S：Diagnosis and surgical options in superior oblique surgery. Int Ophthalmol Clin, **16**：137-149, 1976.

16）木村亜紀子：【小児の外眼部手術】上下斜視の治療．眼科手術，**24**：297-301，2011．

17）Helveston EM, Krach D, Plager DA, et al：A new classification of superior oblique palsy based on congenital variations in the tendon. Ophthalmology, **99**：1609-1615, 1992.

18）Plager DA：Traction testing in superior oblique palsy. J Pediatr Ophthalmol Strabismus, **27**：136-140, 1990.

19）稲垣理佐子，浅野麻衣，正木勢津子ほか：複視に対するプリズム適応の検討．日本視能訓練士協会誌，**35**：93-97，2006．

第16回日本ロービジョン学会学術総会

テーマ：「ロービジョンケアにおける Science」
日　時：2015年(平成27年)11月21日(土)～23日(月・祝)
会　場：一橋講堂(学術総合センター)
〒101-0003
東京都千代田区一ツ橋2丁目1番2号
TEL：03-4212-6321
会　長：加藤　聡(東京大学眼科視覚矯正科)

プログラム(予定)

特別講演1　演者：安藤　伸朗(済生会新潟第二病院眼科)
特別講演2　演者：小田　浩一(東京女子大　現代教養学部人間科学科)

招待講演　演者：北山　修(白鴎大学副学長　教育学部)

教育講演　演者：不二門　尚(大阪大学感覚機能形成学)

シンポジウム　視覚障害者の就労—産業医の役割—
ワークショップ　拡大方法の使い分け　—拡大鏡／拡大読書器／iPad　を徹底比較—

第4回研修会　研修1：拡大鏡などの光学的補助具
研修2：各種診断書の書き方

学術奨励賞受賞講演，一般講演，学術展示，ランチョンセミナー

演題募集期間　2015年(平成27年)6月上旬～7月上旬
参加登録期間　2015年(平成27年)5月上旬～9月上旬

参加登録費
会員　：事前6,000円　当日　8,000円
非会員：事前8,000円　当日10,000円
懇親会：事前4,000円　当日　5,000円

運営事務局：〒103-0016
東京都中央区日本橋小網町2-1-305
株式会社メイプロジェクト内
TEL：03-4400-4102　FAX：03-4400-4103
e-mail：lowvision2015@may-pro1.net
ホームページ：http://www.lowvision2015.jp/

FAXによる注文・住所変更届け

改定：2015年1月

毎度ご購読いただきましてありがとうございます．

読者の皆様方に小社の本をより確実にお届けさせていただくために，FAXでのご注文・住所変更届けを受けつけております．この機会に是非ご利用ください．

◇ご利用方法

FAX専用注文書・住所変更届けは，そのまま切り離してFAX用紙としてご利用ください．また，注文の場合手続き終了後，ご購入商品と郵便振替用紙を同封してお送りいたします．**代金が5,000円をこえる場合，代金引換便とさせて頂きます**．その他，申し込み・変更届けの方法は電話，郵便はがきも同様です．

◇代金引換について

本の代金が5,000円をこえる場合，代金引換とさせて頂きます．配達員が商品をお届けした際に，現金またはクレジットカード・デビットカードにて代金を配達員にお支払い下さい(本の代金＋消費税＋送料)．(※年間定期購読と同時に5,000円をこえるご注文を頂いた場合は代金引換とはなりません．郵便振替用紙を同封して発送いたします．代金後払いという形になります．送料は定期購読を含むご注文の場合は頂きません)

◇年間定期購読のお申し込みについて

年間定期購読は，1年分を前金で頂いておりますため，代金引換とはなりません．郵便振替用紙を本と同封または別送いたします．送料無料，また何月号からでもお申込み頂けます．

毎年末，次年度定期購読のご案内をお送りいたしますので，定期購読更新のお手間が非常に少なく済みます．

◇住所変更届けについて

年間購読をお申し込みされております方は，その期間中お届け先が変更します際，必ずご連絡下さいますようよろしくお願い致します．

◇取消，変更について

取消，変更につきましては，お早めにFAX，お電話でお知らせ下さい．

返品は，原則として受けつけておりませんが，返品の場合の郵送料はお客様負担とさせていただきます．その際は必ず小社へご連絡ください．

◇ご送本について

ご送本につきましては，ご注文がありましてから約1週間前後とみていただきたいと思います．お急ぎの方は，ご注文の際にその旨をご記入ください．至急送らせていただきます．2～3日でお手元に届くように手配いたします．

◇個人情報の利用目的

お客様から収集させていただいた個人情報，ご注文情報は本サービスを提供する目的(本の発送，ご注文内容の確認，問い合わせに対しての回答等)以外には利用することはございません．

その他，ご不明な点は小社までご連絡ください．

株式会社 全日本病院出版会
〒113-0033 東京都文京区本郷3-16-4-7F
電話03(5689)5989 FAX03(5689)8030 郵便振替口座00160-9-58753

FAX 専用注文書 眼科 1410

年　月　日

MB OCULISTA 年間定期購読申し込み（送料弊社負担）
□ 2015 年 1 月～12 月（計 12 冊）（定価 38,880 円）
□ 2014 年__月～12 月（計 12 冊）

□ MB OCULISTA バックナンバー
No：

形成外科月刊誌
PEPARS（ペパーズ）　年間定期購読申し込み（送料弊社負担）
□ 2015 年 1 月～12 月（計 12 冊）（定価 41,040 円）

□ PEPARS バックナンバー
No：

□ 耳鼻咽喉科・頭頸部外科月刊誌 ENTONI（エントーニ）No. 166
「耳鼻咽喉科医が見落としてはいけない中枢疾患」（定価 5,832 円）　冊

好評単行本

□ アトラス きずのきれいな治し方 改訂第二版 （定価 5,400 円）	冊
□ "知りたい"めまい "知っておきたい"めまい薬物治療 （定価 4,860 円）	冊
□ 実地医家のための甲状腺疾患診療の手引き （定価 7,020 円）	冊
□ イチからはじめる 美容医療機器の理論と実践 （定価 6,480 円）	冊
□ 医療・看護・介護のための睡眠検定ハンドブック （定価 3,240 円）	冊
□ イチから知りたいアレルギー診療 （定価 5,400 円）	冊
□ のどの病気 Q & A （定価 6,480 円）	冊
□ 実践アトラス 美容外科注入治療 （定価 8,100 円）新刊	冊
□ 超アトラス 眼瞼手術―眼科・形成外科の考えるポイント― （定価 10,584 円）新刊	冊
□ その他：書名「　　」	冊
書名「　　」	冊

お名前	フリガナ ㊞	診療科
ご送付先	〒　－ □自宅　□お勤め先	
電話番号		□自宅 □お勤め先

バックナンバー・書籍合計 5,000 円以上のご注文は代金引換発送になります

―お問い合わせ先―
㈱全日本病院出版会営業部
電話 03(5689)5989
FAX 03(5689)8030
http://www.zenniti.com

FAX 03-5689-8030
全日本病院出版会行

年　月　日

住所変更届け

お名前	フリガナ	
お客様番号		毎回お送りしています封筒のお名前の右上に印字されております8ケタの番号をご記入下さい。
新お届け先	〒　　都道府県	
新電話番号	（　　）	
変更日付	年　月　日より	月号より
旧お届け先	〒	

※ 年間購読を注文されております雑誌・書籍名に✓を付けて下さい。

- ☐ Monthly Book Orthopaedics（月刊誌）
- ☐ Monthly Book Derma.（月刊誌）
- ☐ 整形外科最小侵襲手術ジャーナル（季刊誌）
- ☐ Monthly Book Medical Rehabilitation（月刊誌）
- ☐ Monthly Book ENTONI（月刊誌）
- ☐ PEPARS（月刊誌）
- ☐ Monthly Book OCULISTA（月刊誌）

FAX 03-5689-8030
全日本病院出版会行

眼科実践月刊誌

1 冊：3,000 円＋税 B5 判 オールカラー 約 80 ページ
年間購読料：38,880 円(税込み)(1 月号～12 月号：計 12 冊)☆送料無料で毎月号をお手元にお届け☆

◎◎◎特集タイトルのご紹介◎◎◎

No. 1 2013 年 4 月創刊号
眼科CT・MRI診断実践マニュアル 編集企画／後藤　浩(東京医科大学教授)
No. 2 2013 年 5 月号
こう活かそう！OCT 編集企画／飯田知弘(東京女子医科大学教授)
No. 3 2013 年 6 月号
光凝固療法実践マニュアル 編集企画／小椋祐一郎(名古屋市立大学教授)　加藤　聡(東京大学准教授)
No. 4 2013 年 7 月号
再考！近視メカニズム―実臨床のために― 編集企画／不二門　尚(大阪大学教授)
No. 5 2013 年 8 月号
ぶどう膜炎外来診療 編集企画／竹内　大(防衛医科大学校教授)
No. 6 2013 年 9 月号
網膜静脈閉塞症の診療マニュアル 編集企画／佐藤幸裕(自治医科大学糖尿病センター教授)
No. 7 2013 年 10 月号
角結膜感染症の外来診療 編集企画／近間泰一郎(広島大学准教授)
No. 8 2013 年 11 月号
糖尿病網膜症の診療 編集企画／北野滋彦(東京女子医科大学糖尿病センター教授)
No. 9 2013 年 12 月号
緑内障性視神経症の診断 編集企画／富田剛司(東邦大学医療センター大橋病院教授)
No. 10 2014 年 1 月号
黄斑円孔・上膜の病態と治療 編集企画／門之園一明(横浜市立大学附属市民総合医療センター教授)
No. 11 2014 年 2 月号
視野検査update 編集企画／松本長太(近畿大学教授)
No. 12 2014 年 3 月号
眼形成のコツ 編集企画／矢部比呂夫(水車橋クリニック)
No. 13 2014 年 4 月号
視神経症のよりよい診療 編集企画／三村　治(兵庫医科大学教授)
No. 14 2014 年 5 月号
最新 コンタクトレンズ処方の実際と注意点 編集企画／前田直之(大阪大学教授)
No. 15 2014 年 6 月号
これから始めるロービジョン外来ポイントアドバイス
編集企画／佐渡一成(さど眼科院長)　仲泊　聡(国立障害者リハビリテーションセンター部長)
No. 16 2014 年 7 月号
結膜・前眼部小手術 徹底ガイド
編集企画／志和利彦(日本医科大学診療教授)　小早川信一郎(日本医科大学多摩永山病院准教授)
No. 17 2014 年 8 月号
高齢者の緑内障診療のポイント 編集企画／山本哲也(岐阜大学教授)
No. 18 2014 年 9 月号
Up to date 加齢黄斑変性 編集企画／髙橋寛二(関西医科大学教授)
No. 19 2014 年 10 月号
眼科外来標準検査 実践マニュアル 編集企画／白木邦彦(大阪市立大学教授)
No. 20 2014 年 11 月号
網膜電図(ERG)を使いこなす 編集企画／山本修一(千葉大学教授)
No. 21 2014 年 12 月号
屈折矯正 newest―保存療法と手術の比較― 編集企画／根岸一乃(慶應義塾大学准教授)

ご注文はお近くの書店，または弊社へご用命ください．

次号予告(5月号)

角膜移植術の最先端と適応

編集企画／獨協医科大学教授　妹尾　正

編集主幹：村上　晶　順天堂大学教授
高橋　浩　日本医科大学教授

No. 25　編集企画：
佐藤美保　浜松医科大学病院教授

Monthly Book OCULISTA　No. 25

2015年4月15日発行（毎月15日発行）
定価は表紙に表示してあります．
Printed in Japan

発行者　末　定　広　光
発行所　株式会社　**全日本病院出版会**
〒113-0033　東京都文京区本郷3丁目16番4号7階
電話（03）5689-5989　Fax（03）5689-8030
郵便振替口座 00160-9-58753
印刷・製本　三報社印刷株式会社　電話（03）3637-0005
広告取扱店　㈱メディカルブレーン　電話（03）3814-5980